आपका अद्भुत सृजन

आपका अद्भुत सृजन

मातृत्व के सफर की संपूर्ण जानकारी

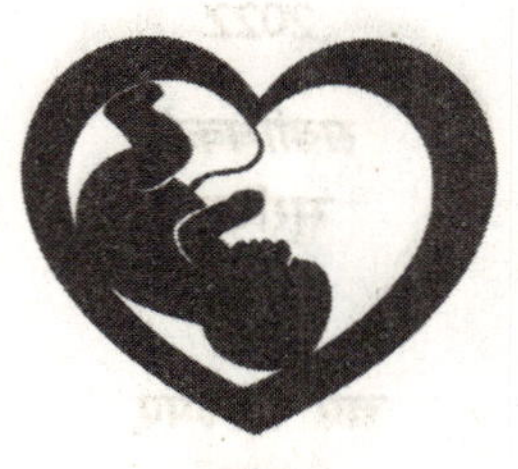

गर्भावस्था

डॉ. हिमांशु बावीशी

बावीशी फर्टिलिटी इंस्टीट्यूट

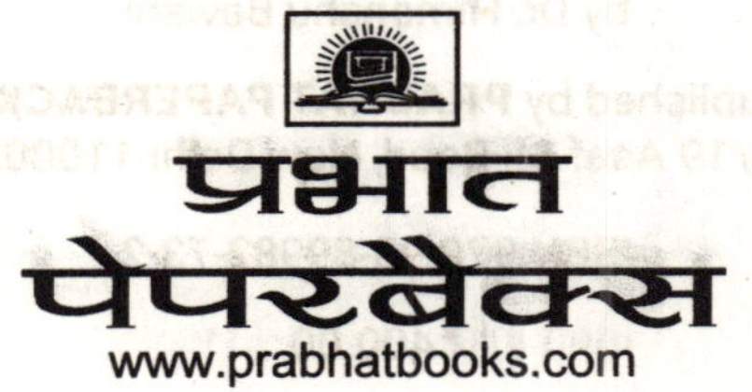

प्रभात पेपरबैक्स

www.prabhatbooks.com

प्रकाशक
प्रभात पेपरबैक्स
4/19 आसफ अली रोड, नई दिल्ली-110002
फोन : 23289777 • हेल्पलाइन नं. : 7827007777
इ-मेल : prabhatbooks@gmail.com ◆ वेब ठिकाना : www.prabhatbooks.com

संस्करण
2022

मूल्य
चार सौ रुपए

मुद्रक
आर-टेक ऑफसेट प्रिंटर्स, दिल्ली

———— ★ ————

AAPKA ADBHUT SRIJAN
by Dr. Himanshu Bavishi

Published by **PRABHAT PAPERBACKS**
4/19 Asaf Ali Road, New Delhi-110002

ISBN 978-93-89982-73-2

₹400.00

प्रस्तावना

'एक सुरक्षित गर्भ-धारण और प्रतिभाशाली बच्चा, यह अकेले नहीं होता', बल्कि यह सामूहिक प्रयास है जागरूकता का, अच्छे से सूचित करने का, सक्रिय रूप से माता-पिता के शामिल होने का और चिकित्सा सेवा प्रदान करनेवालों का। तेजी से हो रहे विकास के बावजूद विज्ञान जीवन पैदा करने में सक्षम नहीं है। इस दुनिया में नया जीवन लाना किसी चमत्कार से कम नहीं। जब आप इस दुनिया में नया जीवन लाते हैं, यह आपके लिए बहुत विशेष होता है—आपके परिवार के लिए, आपके आसपास और करीबियों के लिए, आपके समाज के लिए, राष्ट्र और दुनिया के लिए। महिला के जीवन में गर्भावस्था सबसे आनंद देनेवाला समय होता है। पूरे परिवार का मनोभाव, वातावरण और व्यवहार बदल जाता है। नए मेहमान के लिए बहुत सारी तैयारियाँ की जाती हैं।

सही वैज्ञानिक जानकारी संक्षेप में, समझने में आसान और उपयोगी होने से गर्भवती महिला को सशक्त बनाता है। शारीरिक और भावनात्मक बदलाव, सामान्य लक्षण व उपचार, आदर्श पोषण, शिशु का विकास, उचित पूर्व एवं जन्म के समय देखभाल और बच्चे के जन्म के बारे में सही व वैज्ञानिक जानकारी एक आवश्यक उपकरण है और माँ को गर्भावस्था में होनेवाले बदलावों का सामना करने में मदद करता है।

यह पुस्तक चिकित्सा विज्ञान की नवीनतम जानकारी का एक संकलन है और आधुनिक प्रासंगिकता के साथ 'गर्भ संस्कार' जैसे प्राचीन विज्ञान का ज्ञान है।

आसानी से समझ आनेवाले शब्दों को शामिल कर सटीक चिकित्सकीय

जानकारी, परिस्थितियों का वास्तविक जीवन परिदृश्य, जो गर्भ-धारण के दौरान आता है (और कैसे उनका सामना करें)। यह पुस्तक गर्भावस्था के दौरान महिलाओं को सफल गर्भावस्था पूरा करने, प्रसव और अंत में स्वस्थ बच्चे की संभावना को अधिकतम बनाता है।

बावीशी फर्टिलिटी इंस्टीट्यूट भारत और दुनिया का अग्रणी वंध्यत्व का इलाज उपलब्ध करवानेवाला संस्थान है। हमारे पास गर्भ-धारण का इलाज करने का लंबा अनुभव है, विशेषकर उच्च जोखिमवाले महत्त्वपूर्ण गर्भ-धारण का हम गर्भावस्था की सुरक्षित यात्रा और बच्चे के जन्म के महत्त्व का सम्मान करते हैं और इसलिए अधिकतर दंपतियों एवं परिवारों को उनके परिवार को पूरा करने का सपना सुरक्षित तरीके से पूरा करने के लिए कठिन परिश्रम करते हैं। इससे उनके माता-पिता बनने की यात्रा आनंददायक हो जाती है।

'आपका अद्भुत सृजन' का प्रकाशन चार भाषाओं—अंग्रेजी (Your Miracle in Making), गुजराती-हिंदी (आपका अद्भुत सृजन) और मराठी में हुआ है। यह पुस्तक भावी माता-पिताओं के लिए सावधानीपूर्वक तैयार की गई है।

यह पुस्तक आपको वह सारी जानकारी देगी, जो अपनी गर्भावस्था के दौरान आप जानना चाहते हैं।

अनुक्रम

1

गर्भावस्था एक नजर में

जब भी कोई गर्भावस्था के बारे में सोचता है, निषेचन क्रिया (फर्टिलाइजेशन) एक बुनियादी जरूरत है। गर्भ-धारण की प्रक्रिया स्त्री बीज और शुक्राणु की प्रजनन क्रिया से शुरू होता है और माँ के गर्भाशय में भ्रूण स्थापित होने पर खत्म होता है।

प्राकृतिक गर्भ-धारण : एक महिला जब अंडोत्सर्ग (ऑब्यूलेशन) करती है, जब अंडाणु उसके अंडाशय से बाहर आते हैं, उसके आसपास ही वह गर्भ-धारण करती है।

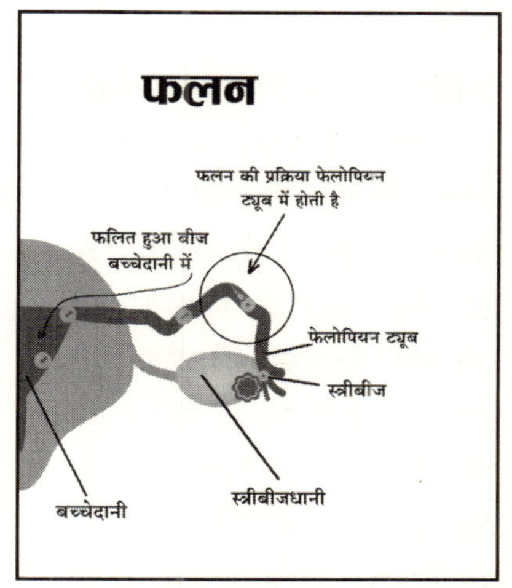

शारीरिक संबंध (सेक्स) के दौरान पुरुष के लिंग से शुक्राणु महिला की योनि (वजाइना) में स्खलित होता है। एक बार के स्खलन में लाखों शुक्राणु होते हैं; लेकिन वीर्य के साथ आनेवाले अधिकतर शुक्राणु कमजोर होते हैं और योनि से बाहर आ जाते हैं, लेकिन कुछ तैरते हुए गर्भाशय ग्रीवा तक पहुँच जाते हैं। महिला का अंडोत्सर्ग हो रहा होता है तो ग्रीवा से निकलनेवाले तरल पदार्थ के साथ शुक्राणु फेलोपियन ट्यूब तक पहुँचता है। इसके बाद फेलोपियन ट्यूब में प्रजनन की क्रिया होती है।

प्रजनन के चार–छह दिन में भ्रूण (प्रजनन में शामिल स्त्री बीज) धीरे–धीरे फेलोपियन ट्यूब से गर्भाशय की ओर जाने लगता है और यह विकसित होने लगता है। भ्रूण स्वत: गर्भाशय में जुड़ जाता है। इसे **'गर्भ प्रत्यारोपण'** कहते हैं। गर्भ प्रत्यारोपण के बाद भ्रूण हार्मोन उत्पन्न करता है, जिससे गर्भावस्था को मदद मिलती है। भ्रूण से हार्मोन के जारी होने से यह गर्भाशय की परत (इंडोमेट्रियल) में बिखरने से रोकता है। यही वजह है कि जब महिला गर्भवती होती है तो उसका मासिक धर्म नहीं होता।

गर्भावस्था के दौरान हार्मोन के स्तर में बदलाव आता है।

हार्मोन स्तर में यह वृद्धि निम्नलिखित प्रभावों का कारण बन सकती है—

- मनोदशा (मूड) में बदलाव हो सकता है।
- आसानी से चिड़चिड़ापन महसूस करना।
- अरुचि, उलटी महसूस होना।
- पेट के ऊपरी हिस्से (इपिगेस्ट्रियम) में भारीपन/एसिडिटी/बेचैनी आदि।

लेकिन ये प्रभाव गर्भावस्था के तीन महीने के आसपास से कम महत्त्वपूर्ण या गायब हो जाते हैं और धीरे–धीरे बदल जाते हैं।

गर्भवती होने के लिए सबसे बेहतर समय

एक महिला अगर अंडोत्सर्ग (ओब्यूलेशन) के 24 घंटे के अंदर शारीरिक संबंध (सेक्स) बनाए तो उसके गर्भवती होने की संभावना ज्यादा रहती है। अंडोत्सर्ग सामान्य तौर पर 28 दिन के मासिक धर्म के लगभग 14वें दिन होता है। एक स्त्री बीज जारी होने के बाद करीब 12 से 24 घंटे तक जीवित रहता है। इस दौरान यह शुक्राणु से प्रजनन क्रिया करता है। एक शुक्राणु महिला के शरीर में 72 घंटे तक जीवित रह सकता है।

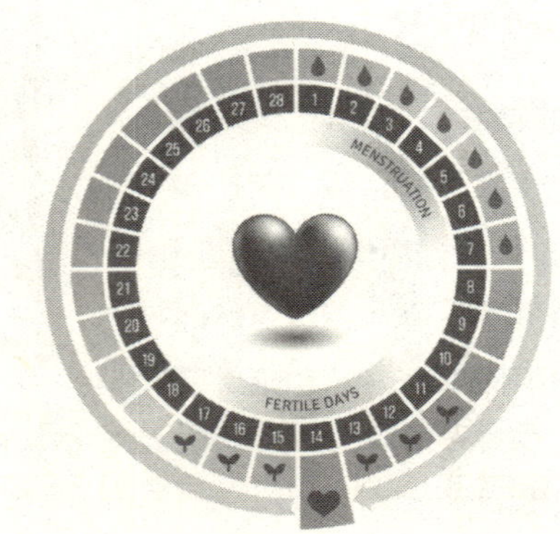

शुक्राणु तय करेगा—लड़का होगा या लड़की

शरीर की सभी कोशिकाओं में 46 रंगसूत्र (पतले धागे के जैसी आकृति वाले 2,000 जिन का संवहन करता है) होते हैं। शुक्राणु और स्त्री बीज में आधी संख्या में रंगसूत्र (प्रत्येक में 23 रंगसूत्र) होते हैं। प्रजनन के बाद भ्रूण में 46 रंगसूत्र रहते हैं, 23 पिता की ओर से और 23 माता की ओर से। महिला के स्त्री बीज में हमेशा एक्स (X) रंगसूत्र रहता है, जबकि पुरुष के शुक्राणु में या तो एक्स (X) रंगसूत्र या वाई (Y) रंगसूत्र रहता है। इसलिए जब स्त्री बीज और शुक्राणु मिलते हैं, शुक्राणु निर्णय करता है—लड़का है (एक्स वाई XY) या लड़की (एक्स एक्स XX) है।

एक स्वस्थ गर्भावस्था सभी को खुश रखती है

जब आप गर्भावस्था के बारे में सोचते हैं या गर्भ-धारण करने के लिए प्रयास करते हैं, गर्भ-धारण करने से पहले स्वस्थ रहने की कोशिश करें और गर्भावस्था की शुरुआत से अंत तक स्वास्थ्य को अच्छा बनाकर रखें। याद रखें, गर्भ-धारण करने में एक वर्ष का समय लग सकता है। यह एक अच्छा विचार है कि जब आप गर्भ-धारण का प्रयास करते हैं तो अपने स्वास्थ्य का मूल्यांकन और अनुकूल पोषण के लिए डॉक्टर से संपर्क करें। अगर आप एक वर्ष या उससे अधिक समय से प्रयास कर रहे हैं और अगर आपको परिणाम नहीं मिल रहा है तो जल्दी-से-जल्दी डॉक्टर से संपर्क करें और कारण का पता लगाएँ कि क्यों गर्भ-धारण नहीं कर पा रहे हैं।

आप अपने डॉक्टर से विशेषकर तब संपर्क कर सकते हैं—

- अगर आपकी उम्र 30 वर्ष से अधिक हो।
- पूर्व में आपको कोई बीमारी थी।
- पेल्विस (श्रोणि) में कोई ऑपरेशन हुआ हो।
- आपके पति के स्वास्थ्य से संबंधित कोई मामला आदि।

कुछ चीजें, जिनका ध्यान रखकर आप अपने स्वास्थ्य को बेहतर रख सकते हैं, आपके अपने खाने की आदत और समय में बदलाव लाएँ। आहार में

ज्यादा-से-ज्यादा स्वस्थ भोजन शामिल करें। बाहर का कुपोषण और जंक फूड खाने से बचें।

- **व्यायाम :** यह बहुत जरूरी है कि गर्भ-धारण करने से पहले अपना वजन नियंत्रण में रखें, जो गर्भावस्था के दौरान आपको अच्छा दिखने में मदद करेगा। वजन कम करने से गर्भपात का जोखिम कम होगा और गर्भावस्था के दौरान होनेवाली अन्य परेशानियों से बचाएगा, साथ ही प्रसव के दौरान जटिलताएँ भी कम होंगी।
- गर्भावस्था के दौरान शरीर में होनेवाले बदलाव, गर्भावस्था के सोपान और प्रसव, बच्चे के जन्म आदि को लेकर कब डॉक्टर से संपर्क करना चाहिए, इसे लेकर खुद को शिक्षित करें।
- जानकारी के लिए अपने डॉक्टर या रिश्तेदारों से बात करें और गर्भावस्था से जुड़े उनके अनुभवों के बारे में जानें। माता-पिता बनने के उनके अनुभव को साझा करें।
- गर्भ-धारण करने से पहले अपने डेंटिस्ट (दाँत के डॉक्टर) से संपर्क कीजिए और दाँतों का इलाज करवाइए। दाँतों को रोज ब्रश करें।
- धूम्रपान और शराब का सेवन बिल्कुल न करें।
- व्यवहार में हो रहे नए बदलाव में अपने पति को शामिल होने के लिए कहें। उन्हें बताएँ कि आपके अंदर किस तरह के बदलाव आ रहे हैं। अपनी भावनाओं को हर समय बताएँ और उन्हें भी पिता होने का आनंद लेने दें।
- पुस्तक और साहित्य पढ़ने की आदत डालें। यह आपके दिमाग और आत्मा को शांति प्रदान करेगा। हिंसात्मक कार्यक्रम और फिल्में देखना बंद करें। हलका संगीत सुनने की आदत विकसित करें।
- जब भी मौका मिले, आराम करें। एक झपकी भी आपको तरोताजा कर देगी।
- जन्म के पूर्व किए जानेवाले योग और एक्सरसाइज के लिए क्लास से जुड़ें।
- कार्यक्षेत्र, घर या कहीं भी रसायन से बचें, जो आपके शरीर को

नुकसान पहुँचा सकते हैं।

- जब भी मेडिकल या पैरामेडिकल स्टाफ के पास जाएँ, उन्हें बताएँ कि आप गर्भवती हैं। यह आपको हानिकारक टेस्ट और केमिकल से बचाएगा।
- रोजाना 6 से 8 गिलास पानी पिएँ।
- जब गर्भवती हों तो रोजाना 300-500 कैलोरी लें।
- समय पूर्व प्रसव के लक्षणों के बारे में जानें और चेतावनी के संकेत मिलते ही डॉक्टर को कॉल करें।
- स्तनपान के लिए शिक्षा लेकर खुद को तैयार करें।
- बर्थ सेंटर या अस्पताल जाने के लिए अपना बैग तैयार रखें।

□

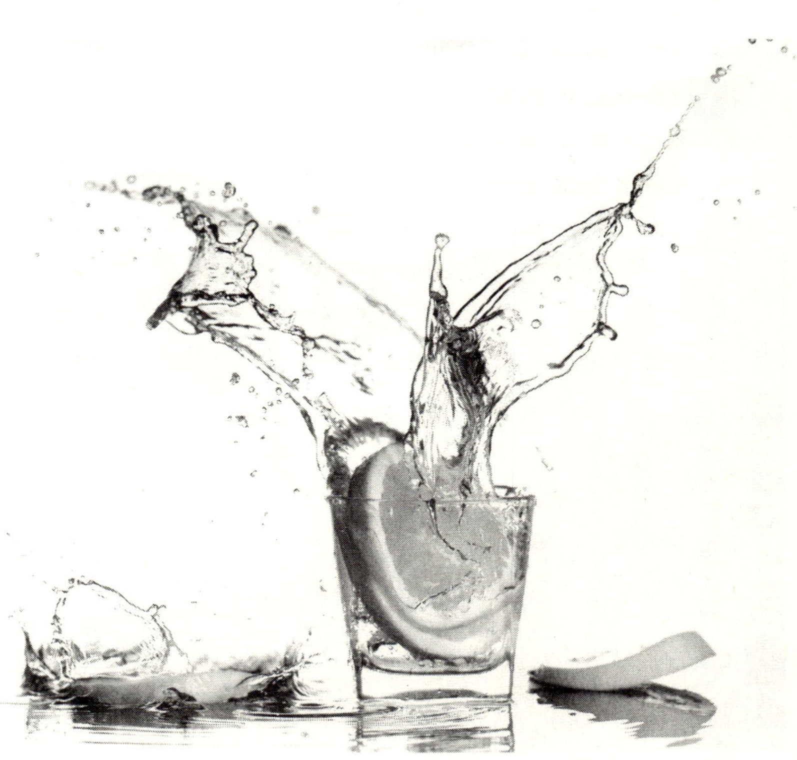

2

गर्भधारण की पुष्टि

गर्भ-धारण की शुरुआत का पता लगाने के लिए विभिन्न तरीके हैं। या तो चिकित्सकीय जाँच या बिना चिकित्सकीय जाँच से इसका पता लगाया जा सकता है।

अधिकतर महिलाओं में गर्भ-धारण के निम्न लक्षण दिखते हैं।

- अरुचि, उलटी, बहुत ज्यादा थकान।
- कुछ खास भोजन के लिए लालसा, जिसे आमतौर पर पसंदीदा भोजन के रूप में नहीं माना जाता है।
- लगातार पेशाब आना।

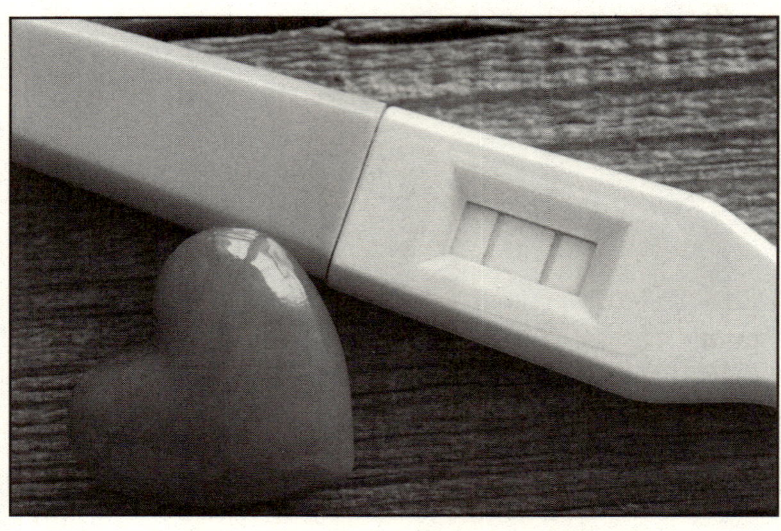

सगर्भावस्था

प्राथमिक लक्षण

सबसे ज्यादा दिखाई देने वाले लक्षण

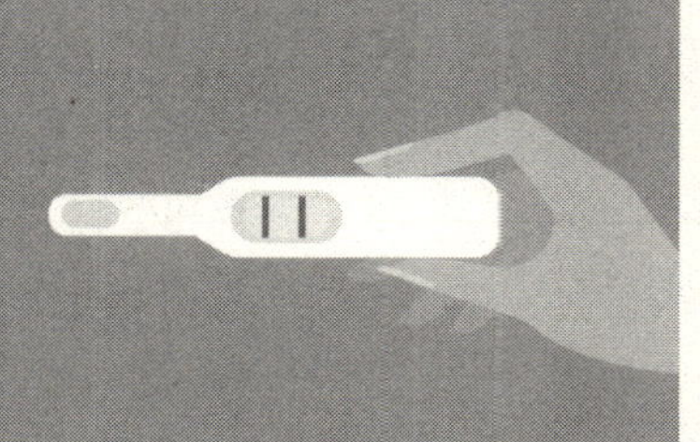

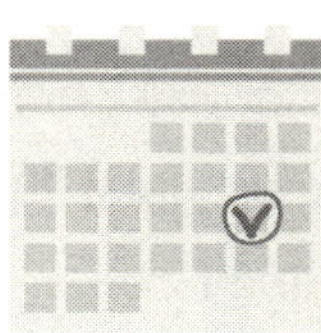

माहवारी का समय चुकना

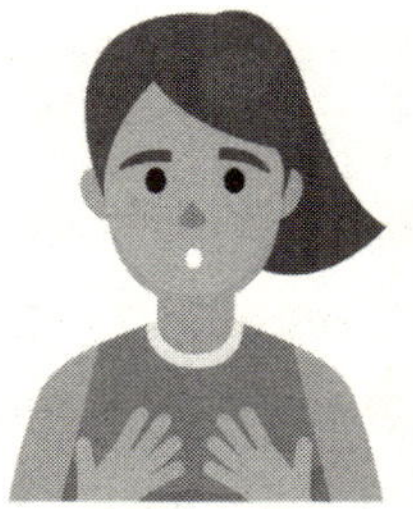

स्तन में बदलाव

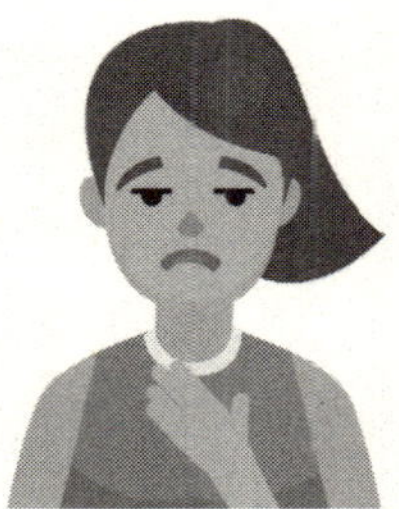

मिचली और उल्टी

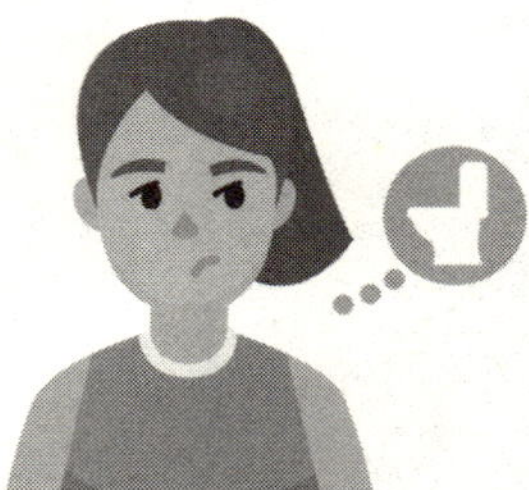

बार-बार पेशाब के लिये जाना

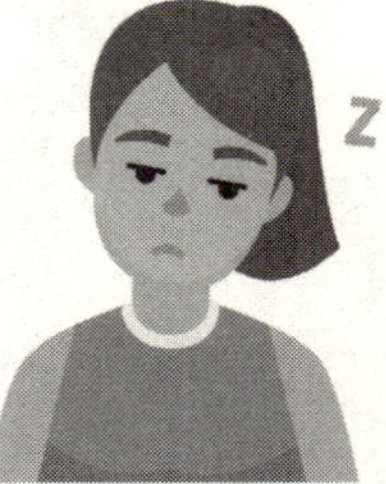

थकावट

गर्भ आरोपण के समय योनि से हल्का सा रक्तस्त्राव

- मासिक धर्म न आना।
- प्रत्यारोपण के 12 दिन बाद कुछ ब्लड और यूरिन टेस्ट से गर्भ-धारण का पता लगाया जा सकता है। यूरिन टेस्ट से ज्यादा सटीक है ब्लड टेस्ट।
- ब्लड टेस्ट में सीरम बीटा एच.सी.जी. स्तर देखते हैं। यह सबसे सटीक है। यह क्रमानुसार किया जाता है।
- घर पर गर्भावस्था की जाँच के लिए यूरिन टेस्ट है।
- आप अपने सुबह के यूरिन की जाँच प्रेग्नेंसी टेस्ट किट के माध्यम से कर सकते हैं। अगर आप गर्भवती हैं तो दो लाइनें दिखेंगी।
- **अल्ट्रासोनोग्राफी :** प्रजनन के 3-4 सप्ताह बाद यह उपयोगी है।
- 4-5 सप्ताह में ट्रॉन्सवेजिनल अल्ट्रासाउंड से छोटी गर्भाशय थैली का पता लगाया जा सकता है।
- 5 सप्ताह से पीतक कोष (योल्क सैक) और गर्भाशय थैली (पानी की छोटी थैली, जिसमें गर्भ बढ़ता है) का पता लगाया जा सकता है।
- 5 सप्ताह 3 दिन में भ्रूण का पता लगाया जा सकता है।
- 6 सप्ताह में भ्रूण की हृदय गति का पता लगाया जा सकता है।

□

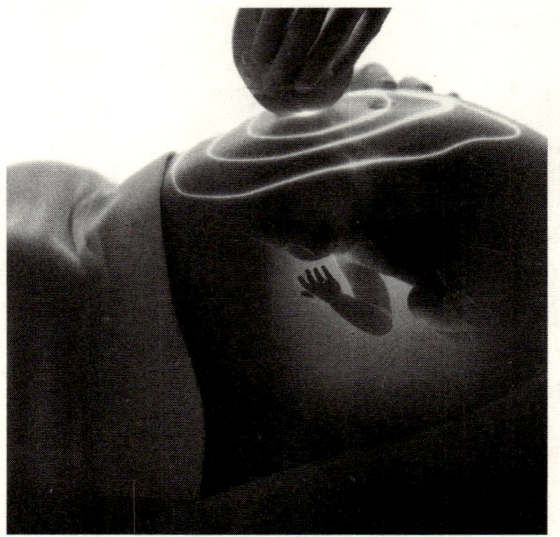

3

गर्भावस्था सप्ताह-दर-सप्ताह

पिछले अध्याय में आपने पढ़ा कि आप कैसे गर्भ-धारण कर सकते हैं और गर्भ-धारण की पुष्टि कैसे कर सकते हैं। अब हमें विश्वास है, आपके दिमाग में कुछ चीजें होंगी जैसे कि—

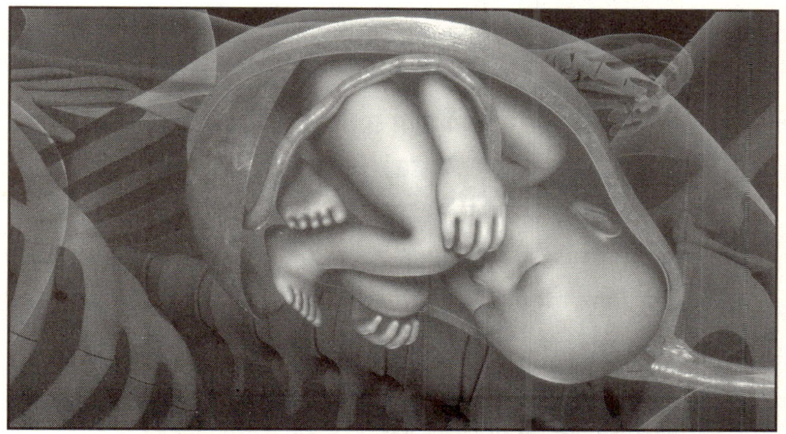

1. गर्भ-धारण का आपका वर्तमान सप्ताह/समय कितना है?
2. आज आपका बच्चा गर्भाशय में किस तरह दिख रहा होगा?
3. गर्भावस्था के वर्तमान चरण में आपके बच्चे का वजन और लंबाई कितनी होगी?

कुछ सामान्य शब्दावली हैं—

भ्रूण : गर्भ-धारण से आठवें सप्ताह तक।

गर्भ : नौवें सप्ताह से बच्चे के जन्म तक।

गर्भकालीन आयु (मासिक धर्म की उम्र)—

- आपके एल.एम.पी. (लास्ट मेंस्ट्रुअल पीरियड—पिछला मासिक धर्म) के पहले दिन से शुरू।
- अधिकतर डॉक्टर इसका उपयोग करते हैं।
- औसत गर्भावधि प्रसव तक 40 सप्ताह होती है।

अंडोत्सर्ग की उम्र (प्रजनन की उम्र)—

- आपके गर्भ-धारण के दिन से शुरू। प्रसव तक औसत अंडोत्सर्ग की उम्र 38 सप्ताह होती है।
- **तिमाही (ट्राइमेंस्टर) :** गर्भावस्था में तीन तिमाही होते हैं। प्रत्येक तिमाही में 13 सप्ताह होते हैं।

1. **चंद्र मास :** एक गर्भावस्था औसतन 10 चंद्र मास (प्रत्येक 28 दिन का) मतलब 280 दिन तक चलता है।
2. **प्रसव की तारीख की गणना :** आपका डॉक्टर हमेशा प्रसव की तारीख की गणना (ड्यू डेट) पिछले महीने के मासिक धर्म (एल. एम.पी.) के पहले दिन से करता है। उदाहरण के लिए—

   9 महीने प्लस 7 दिन आपके पिछले महीने के मासिक धर्म का पहला दिन (एल.एम.पी.) गर्भ में पल रहे बच्चे की लंबाई और वजन सभी में अलग-अलग होता है और हर गर्भ-धारण अलग रहता है।

- **नाभि रज्जु (अमबिलिकल कॉर्ड) :** नाभि रज्जु बच्चे की जीवन-रेखा है। यह आपके और आपके बच्चे के बीच जुड़ा रहता है। रक्त का प्रवाह इस नाल (कॉर्ड) के माध्यम से होता है। ऑक्सीजन और भोजन बच्चे तक इसी से जाता है और कचरा बाहर करता है।
- **गर्भनाल :** गर्भनाल गर्भाशय की परत से जुड़ा होता है और आपके प्रवाह से आपके बच्चे के प्रवाह को अलग करता है। गर्भनाल में ऑक्सीजन और भोजन आपके रक्त-प्रवाह से आपके बच्चे के रक्त-प्रवाह तक पहुँचता है और आपके बच्चे की नाभीय डोर से जुड़ता है। एंटीबॉडी प्रतिरोधी आपके बच्चे तक पहुँचता है, जो उसे संक्रमण से

बचाता है। इस रास्ते से आपके बच्चे तक शराब, निकोटिन और अन्य ड्रग्स भी पहुँच सकते हैं।

- **एमनियोटिक थैली (एमनियोटिक सैक)** : गर्भाशय के अंदर बच्चा एक तरल पदार्थ के बैग में घूमता रहता है, जिसे 'एमनियोटिक सैक' कहते हैं। प्रसव के दौरान थैला या झिल्ली टूट जाती है और तरल पदार्थ बाहर निकल जाता है। इसे 'वाटर ब्रेकिंग' (पानी बहना) कहा जाता है।

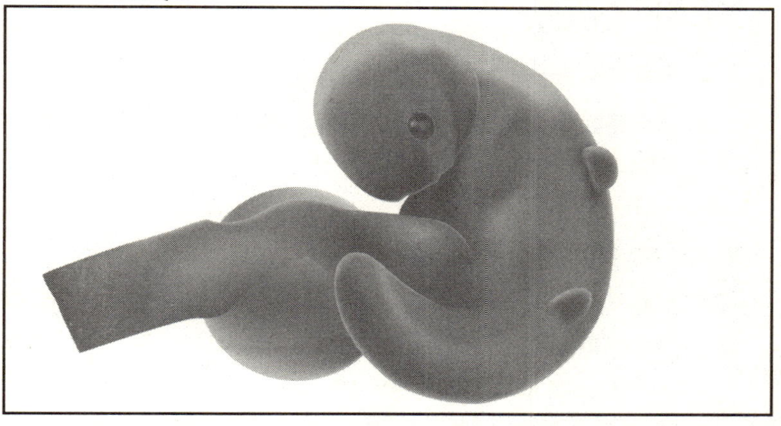

दिल की धड़कन 80 से 150 बार प्रति मिनट रहती है और आंतरिक अंग बनने लगते हैं

6 सप्ताह की गर्भावस्था

गर्भस्थ शिशु में बदलाव—

- सिर (माथे का ऊपरी हिस्सा) से रंप (पुट्ठे का पिछला हिस्सा) तक आपके बच्चे की मापी 2-4 एम.एम. या 0.08-0.16 इंच, छोटे मसूर दाल के आकार का होता है।
- हृदय का आकार खसखस के बीज के बराबर होता है तथा यह अपने आप धड़कता है।
- आपके बच्चे का अपना रक्त-प्रवाह होता है और रक्त-प्रवाह की सिस्टम बन जाती है।

- 5 महीने के अंदर मस्तिष्क में 100 करोड़ से अधिक तंत्रिका कोशिकाएँ (न्यूरोन) बन जाती हैं।
- भ्रूण स्त्री बीज की तुलना में 10,000 गुना ज्यादा बड़ा होता है।

आपके अंदर होनेवाले बदलाव—

- सही तरीके से भोजन नहीं करने और अरुचि के कारण आपका वजन कुछ कम हो सकता है।
- पेट में होनेवाले बदलाव अभी नहीं दिखेंगे।
- निपल के चारों तरफ रहा एरियोला गहरे भूरे रंग का बनने लगता है।
- स्तन की त्वचा के नीचे नीली नसों को देखा जा सकता है।
- आप थकान और अरुचि की ओर अग्रसर होंगी।

7 सप्ताह की गर्भावस्था

गर्भस्थ शिशु में बदलाव—

- सिर (माथे का ऊपरी हिस्सा) से रंप (पुट्ठे का पिछला हिस्सा) तक आपके बच्चे की माप 4-5 एम.एम. या 0.16-0.20 इंच, छोटे रसभरी रस्पबेरी के आकार का होता है।
- दिल की धड़कन को देखा जा सकता है।
- बच्चे की आँत, हृदय कक्ष और मस्तिष्क के गोलार्द्ध का गठन हो जाता है।
- आँखों और नाक का भी गठन हो जाता है।
- छोटी कली निकलने की तरह कान और जोड़ (लिंब) दिखने लगते हैं।
- खोपड़ी अभी भी पारदर्शक है तथा मस्तिष्क तेजी से बढ़ रहा है।

आपके अंदर होनेवाले बदलाव—

- वजन बढ़ने की गति अभी भी धीमी है।
- कई मरीजों में अरुचि, उलटी और अपर्याप्त भोजन के कारण वजन कम हो सकता है।

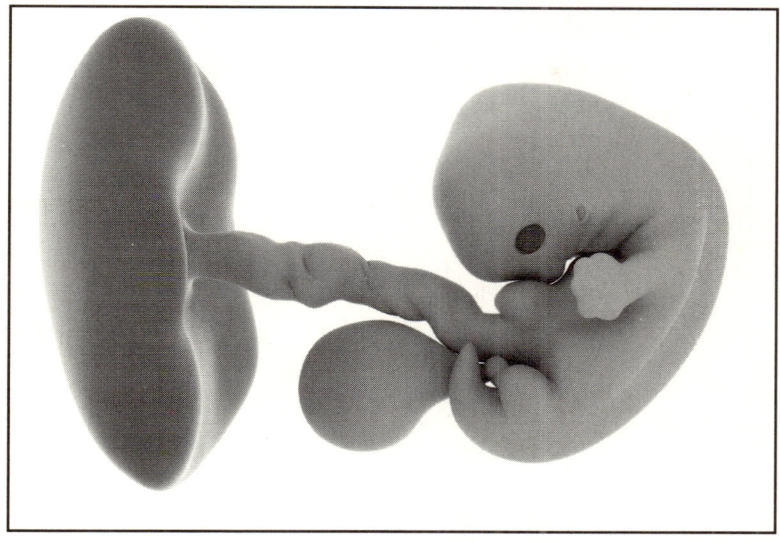

- आपके अंदर अरुचि, उलटी, थकान, अपच, कब्ज आदि के लक्षण दिखाई दे सकते हैं।
- गर्भाशय ग्रीवा (सर्विक्स) में आँव भरता है और वह योनि से बाहर निकलता है। अगर वह खुजली और बदबू नहीं कर रहा है तो यह सामान्य है।
- आप अपने बच्चे को लेकर सपने व कल्पना बुनने लगते हैं और यह आपके भावनात्मक जुड़ाव की सच्ची शुरुआत है।

8 सप्ताह की गर्भावस्था

गर्भस्थ शिशु में बदलाव—

- सिर (माथे का ऊपरी हिस्सा) से रंप (पुट्ठे का पिछला हिस्सा) तक आपके बच्चे की माप 14-20 एम.एम. या 0.50-0.75 इंच, राजमा के आकार का हो जाता है।
- अब आपका बच्चा भ्रूण से शिशु का आकार ले रहा है।
- सभी मुख्य आंतरिक अंग मौजूद हैं।

- बच्चे में मानव चेहरा, जैसे—नाक, होंठ और जीभ दिखता है।
- बच्चा त्वचा से ढक गया है, लेकिन अभी भी त्वचा पारदर्शी है।
- बच्चे ने गर्भाशय में हलन-चलन शुरू कर दिया है, लेकिन आप उसे अभी महसूस करने में सक्षम नहीं हैं।
- पंजा और उँगलियाँ बननी शुरू हो गई हैं।
- पैडल के आकार में पैर और हाथ मौजूद हैं।
- बच्चे में पलकें बनना शुरू हो जाता है और जब तक यह पूरी नहीं हो जाएगी, आँखें खुली हुई नजर आएँगी।
- पाचन तंत्र लगातार बढ़ रहा है।

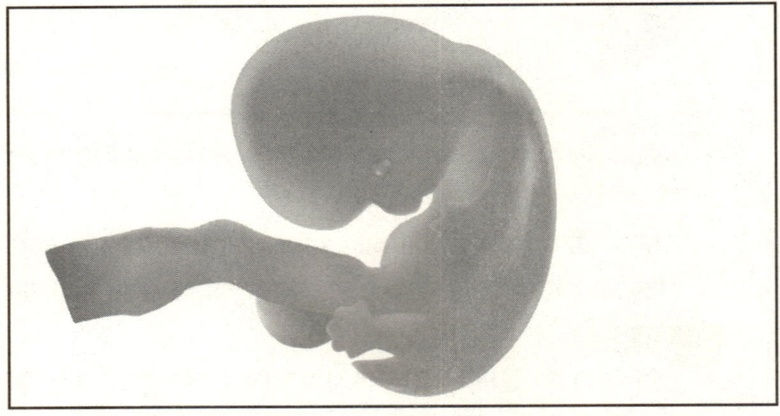

मस्तिष्क की कोशिकाएँ बनने लगती हैं, आँखें और कान ध्यान देने योग्य लगते हैं, हाथ और पाँव विकसते हाथ और पाँव में से उभरते हुए लगते हैं

- प्रत्येक जबड़े में 10 दंतकली का विकास होता है।
- हृदय पूरी तरह से विकसित हो गया है और करीब 150 धड़कन प्रति मिनट की दर से पंपिंग कर रहा है।
- नाभि रज्जु (अंबिलिकल कॉर्ड) पूरी तरह से नजर आने लगता है।

आपके अंदर होनेवाले बदलाव—

- गर्भाशय का आकार टेनिस बॉल की तरह हो जाता है।
- हार्मोन में बदलाव के कारण मासिक धर्म के दौरान होनेवाले तनाव की तरह मनोदशा (मूड) में बदलाव आ सकता है।
- आपका चयापचय दर 10 से 25 प्रतिशत बढ़ जाता है।
- आपका गर्भाशय गर्भावस्था के दौरान संकुचित होता है, जकड़ रहा और सुस्त पड़ रहा है; लेकिन आप इसे महसूस नहीं कर सकती हैं।
- आपको कब्ज हो सकती है।
- आपको अनिद्रा, अरुचि और उलटी हो सकती है।

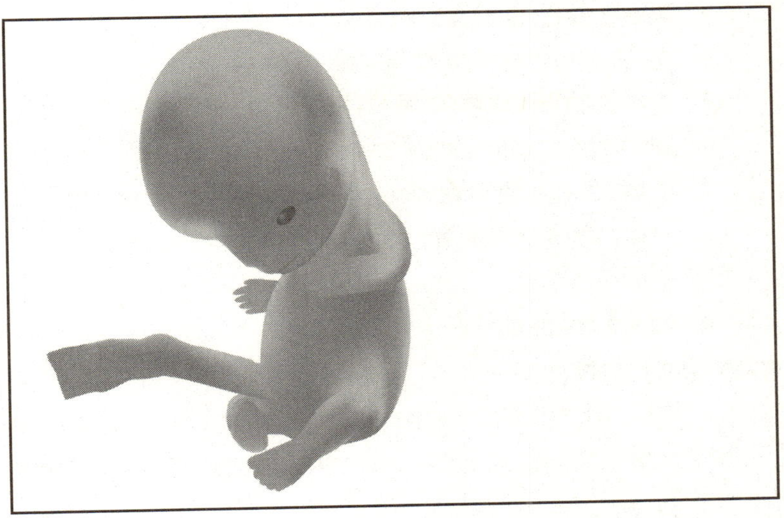

महत्त्वपूर्ण अंगों का विकास पूर्ण होने पर हैं, बच्चे का सिर और उसकी पूरी लंबाई से आधा है, चेहरा पहचानने योग्य है

9वें सप्ताह की गर्भावस्था

गर्भस्थ शिशु में बदलाव—

- सिर (माथे का ऊपरी हिस्सा) से रंप (पुट्‌ठे का पिछला हिस्सा) तक आपके बच्चे की माप 22–30 एम.एम. या 1–1.25 इंच, हरे जैतून के

आकार का हो जाता है।

- बच्चा अब मेढक के बच्चे की तरह और ज्यादा मानव की तरह दिखने लगता है।
- हाथ व पैर उँगलियों, हथेली और कुहनी के साथ विकसित हो रहे हैं।
- आंतरिक अंग, जैसे—अंडाशय, वीर्यकोष, अग्न्याशय (पैंक्रियाज), आँत, पित्ताशय और मलद्वार (एनस) बन रहा होता है; लेकिन हम बाहरी जननांग को अलग नहीं देख सकते।

आपके अंदर होनेवाले बदलाव—

- आपकी कमर की चौड़ाई बढ़नी शुरू हो जाएगी।
- इस सप्ताह आपका एच.सी.जी. स्तर चरम पर रहेगा।
- पहले तिमाही के लक्षण अभी भी जारी रह सकते हैं।
- आपके पेट का आकार बदल सकता है। अब आपकी योनि (वजाइना) से स्राव में वृद्धि हो सकती है। गर्भावस्था के दौरान यह सामान्य है।
- आपके मुँह में धात्विक का स्वाद (मेटेलिक टेस्ट) आ सकता है।

10वें सप्ताह की गर्भावस्था

गर्भस्थ शिशु में बदलाव—

- सिर (माथे का ऊपरी हिस्सा) से रंप (पुट्‌ठे का पिछला हिस्सा) तक आपके बच्चे की माप 31-42 एम.एम. या 1.25-1.75 इंच हो जाती है।
- बच्चे का वजन बढ़ना शुरू हो जाता है। अभी आपके बच्चे का वजन लगभग 5 ग्राम या 0.18 औंस होगा।
- प्रसव पूर्व टेस्ट (कोरियोनिक विलियस सैंपलिंग) आमतौर पर इस सप्ताह से 12वें सप्ताह तक किया जाता है।
- भ्रूण में होनेवाली कई जन्मजात बीमारियों का पता लगाया जा सकता है।

- सभी महत्त्वपूर्ण अंगों का गठन होता है।
- पूँछ पूरी तरह से गायब हो जाती है।
- उँगलियाँ और हथेली अब झिल्लीदार नहीं हैं।
- कंकाल व हड्डियाँ बननी शुरू हो गई हैं।
- तेजी से मस्तिष्क विकसित हो रहा है। 2,50,000 न्यूरोन (तंत्रिका कोशिका) हर मिनट पैदा हो रही हैं।

आपके अंदर होनेवाले बदलाव—

- हो सकता है, आपका वजन कुछ किलोग्राम बढ़ा भी हो या नहीं भी, लेकिन अरुचि और उलटी के कारण आपका वजन कम हो सकता है।
- पेट में होनेवाले बदलाव अभी भी स्पष्ट नहीं हैं।
- आपको भूरा रक्तस्राव और रक्तस्राव हो सकता है, जिसे प्रत्यारोपण रक्तस्राव (इंप्लांटेशन ब्लीडिंग) कहते हैं। अगर यह ज्यादा हो रहा है तो अपने डॉक्टर से संपर्क करें।
- आपके स्तन संवेदनशील हो सकते हैं। पेट के निचले हिस्से में हलका दर्द हो सकता है।

11वें सप्ताह की गर्भावस्था

गर्भस्थ शिशु में बदलाव—

- सिर (माथे का ऊपरी हिस्सा) से रंप (पुट्ठे का पिछला हिस्सा) तक आपके बच्चे की माप 44-60 एम.एम. या 1.50-2.50 इंच, मूँगफली के आकार का हो जाता है।
- भ्रूण का वजन 8 ग्राम या 0.3 औंस होगा।
- बच्चे में तीस गुना वृद्धि होती है और लंबाई तीन गुना हो जाता है। गर्भनाल में रक्त-वाहिका का विकास दर बढ़ने से भ्रूण तक पोषक तत्त्व पहुँचाने की गति बढ़ जाती है।
- बाहरी जननांग का स्पष्ट विकास दिखता है; लेकिन यह 13 सप्ताह के बाद ज्यादा पूर्ण होगा।

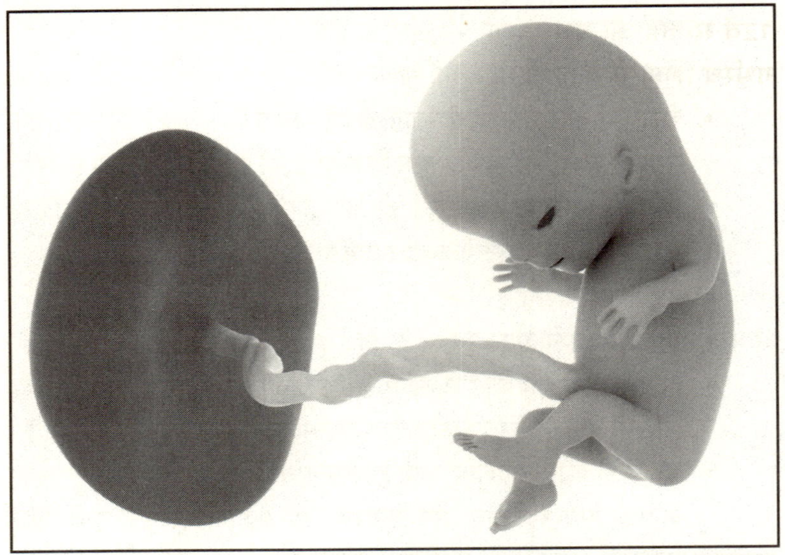

- बच्चा मुँह खोल सकता है और मुट्‌ठी बंद कर सकता है। बच्चा अँगूठे चूस सकता है। बच्चे के दिल की धड़कन 120–160 प्रति मिनट रहती है।

आपके अंदर होनेवाले बदलाव—

- कुछ महिलाओं की त्वचा में चमक आ जाती है, जबकि अन्य मुँहासे से ग्रस्त हो जाती हैं।
- कुछ महिलाएँ बाल व नाखून में वृद्धि होना और बाल झड़ना महसूस करती हैं।
- आपको पैरों में दर्द महसूस होगा, जो सबसे सामान्य लक्षण है; लेकिन यह नुकसानदेह नहीं है। यह मिनरल्स और विटामिन्स की कमी के कारण होता है या आपके पैर गर्भावस्था के दौरान गर्भाशय के बढ़ते वजन को सहने में सक्षम नहीं होते हैं।
- आपकी मनोदशा में बदलाव भी हो सकता है।

12वें सप्ताह की गर्भावस्था

गर्भस्थ शिशु में बदलाव—

- सिर (माथे का ऊपरी हिस्सा) से रंप (पुट्‌ठे का पिछला हिस्सा) तक आपके बच्चे की माप 60 एम.एम. या 2.50 इंच, आलूबुखारा (प्लम) के आकार का हो जाता है।
- गर्भ का वजन 14 ग्राम या 0.5 औंस होगा।
- यह पहली तिमाही का अंत है।
- बच्चा अब सक्रिय हो गया है और गर्भाशय में घूम रहा है।
- बच्चा उल्बीय (एमनिओटिक फ्लूड) तरल पदार्थ पी लेता है। वह यूरिन (पेशाब) कर सकता है, जिसमें एमनिओटिक फ्लूड होगा।
- बच्चे में कलाई, टखने, कुहनी, उँगली और पैर नाखून के साथ बनते हैं और वह मुट्‌ठी बना सकता है।

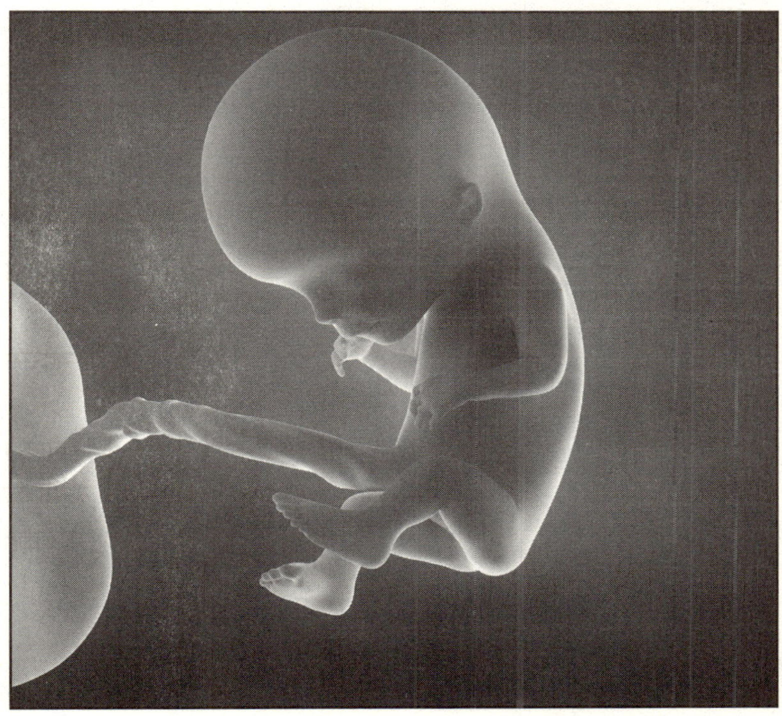

- बच्चे का सिर शरीर की तुलना में थोड़ा बड़ा रहता है।
- बच्चा उल्बीय तरल पदार्थ (एमनिओटिक फ्लूड) में तैरता रहता है, जो लगभग 100 मिलीलीटर रहता है।

आपके अंदर होनेवाले बदलाव—

- अब आपका गर्भपात होने का जोखिम टल जाता है।
- आपके पेट पर काली रेखाएँ (गहरी) पड़ सकती हैं, जिसे 'लिनिया निग्रा' कहते हैं। यह बच्चे के जन्म के बाद ही फीका पड़ जाता है।
- आपका वजन कुल गर्भावस्था के वजन का 10 प्रतिशत अभी बढ़ सकता है या कम भी हो सकता है।
- हार्मोन्स में बदलाव के कारण आपके पेशाब की आवृत्ति (बार-बार) बढ़ सकती है, मसूड़ों से खून निकल सकता है।
- अब आपका गर्भाशय केवल पैल्विक (श्रणीय) हड्डी के ऊपर निकलने लगता है। आपके मूत्राशय (ब्लेडर) पर कम दबाव होगा।
- आपके स्तन का आकार बढ़ जाएगा।

13वें सप्ताह की गर्भावस्था

गर्भस्थ शिशु में बदलाव—

- सिर (माथे का ऊपरी हिस्सा) से रंप (पुट्ठे का पिछला हिस्सा) तक आपके बच्चे की लंबाई 65-78 एम.एम. या 3 इंच का हो जाता है। गर्भ का वजन 20 ग्राम या 1 औंस रहता है।
- बच्चे में स्वर-तंत्री (वोकल कॉर्ड) बन जाता है।
- बच्चे को अब हिचकी आती है। इससे डायफ्राम (मध्य पट) मजबूत होता है और साँस लेने के लिए श्वसन-प्रणाली तैयार करेगा।
- किडनी अब पेशाब (यूरिन) बना सकती है और अस्थि मज्जा (बोन मैरो) श्वेत रक्त कोशिका (व्हाइट ब्लड सेल्स) बनाता है, जो जन्म के बाद होनेवाली बीमारियों से लड़ने की क्षमता प्रदान करता है।
- बच्चे के सभी अंग, तंत्रिका (नर्वस), मांसपेशियाँ बन गई हैं और एक

साथ काम करना शुरू कर दिया है।

- बच्चे की पलकें एक साथ जुड़ी हुई हैं और आँखों के सुरक्षित विकास के लिए अगले 30 सप्ताह तक नहीं खुलती हैं।

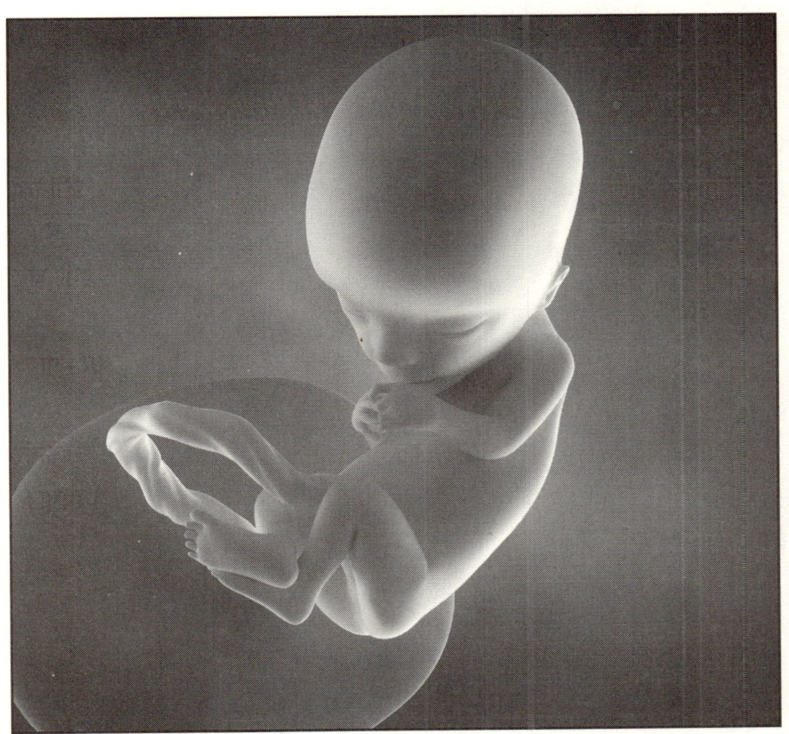

आपके अंदर होनेवाले बदलाव—

- आप बेहतर और कम बीमार महसूस करेंगी।
- आपके जूते अब चुस्त होने शुरू हो जाएँगे।
- आपके मूत्र मार्ग (यूरिनरी ट्रेक्ट) में बार-बार संक्रमण की आशंका हो सकती है। इस वजह से अच्छे तरल पदार्थ लें।

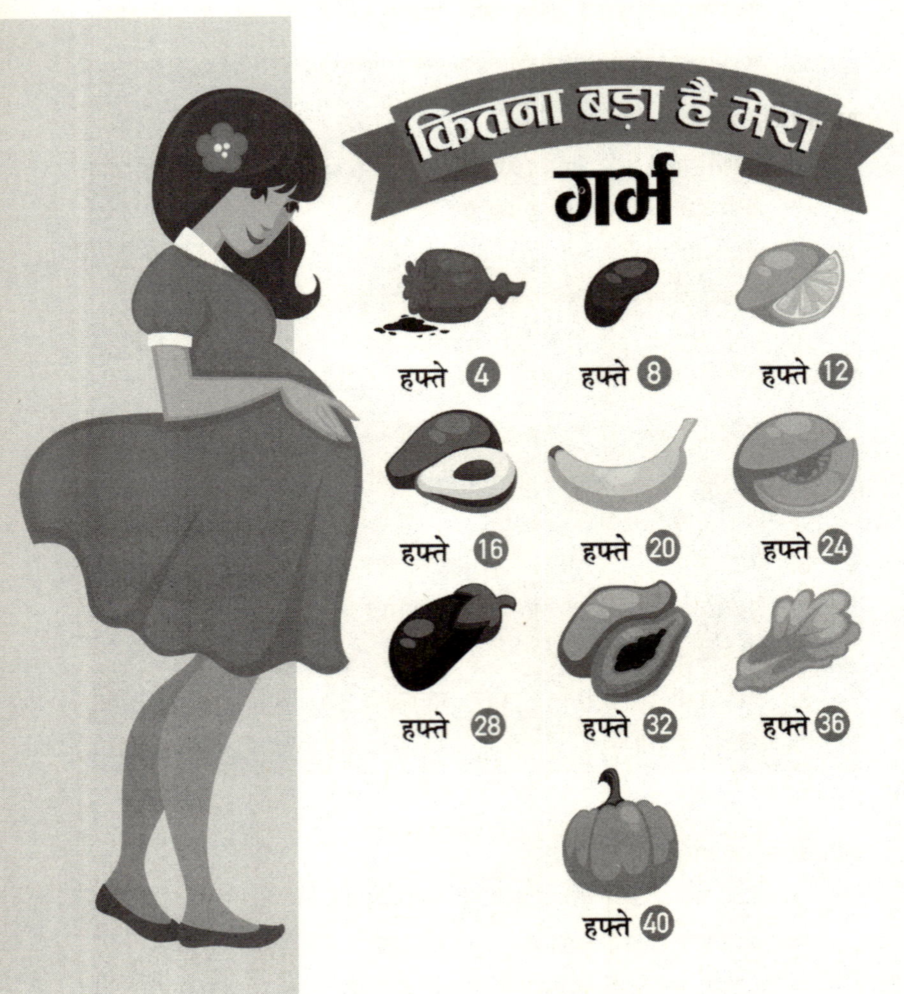
कितना बड़ा है मेरा
गर्भ
हफ्ते 4
हफ्ते 8
हफ्ते 12
हफ्ते 16
हफ्ते 20
हफ्ते 24
हफ्ते 28
हफ्ते 32
हफ्ते 36
हफ्ते 40

गर्भावस्था के दौरान अपने दिमाग में क्या रखें—

- आपका बच्चा अपनी जरूरतों के लिए पूरी तरह से आप पर निर्भर है। इसलिए सही ढंग से खाना खाएँ, पर्याप्त आराम करें और पूरे गर्भावस्था के दौरान जितना संभव हो सके, उतना स्वस्थ रहें।

भोजन के बारे में—

1. चरबी-युक्त और तैलीय भोजन, कार्बोनेट-युक्त पेय, जंक फूड और प्रसंस्कृत खाने (प्रोसेस्ड मील्स) से बचें।
2. धीरे-धीरे खाएँ।
3. स्वस्थ संतुलित आहार और ताजा खाना ही खाएँ।
4. पानी व जूस खूब पिएँ और फाइबर-युक्त भोजन लें, ताकि कब्ज न हो।
5. नियमित अंतराल पर कुछ-कुछ खाते रहें, 5-6 बार रोजाना। इससे आपके पेट को आराम मिलेगा और एक बार पूरा खाने की तुलना में शुगर लेवल बना रहेगा।
6. आप सभी तरह के फल और मेवे ले सकते हैं।
7. उच्च प्रोटीन-युक्त खाना, जैसे कि भीगे हुए मूँग, काला चना, राजमा, चिक्की आदि लें।
8. गर्भावस्था के दौरान आपको अतिरिक्त 300 कैलोरी प्रतिदिन की जरूरत पड़ती है।
9. जंक फूड या बाहर के खाने से बचें।
10. सुबह उठने के बाद नाश्ते से पहले बिस्किट या भाखरी लें।
11. अगर आप अभी भी मिचली और उलटी महसूस कर रही हैं तो एक उपाय है—खीरे को 10 मिनट तक पानी में डुबोकर रखें और उसके बाद खाएँ।

आदतों और स्वच्छता के बारे में—

1. पीठ के बल सीधे लेटने से बचें। हार्टबर्न से बचने के लिए सहारा लेकर धीरे से लेटें।

2. पार्श्व स्थिति में सोने की कोशिश करें।
3. तनाव-मुक्त रहें।
4. अगर आपको कोई समस्या नहीं है तो योग, वॉकिंग, स्वीमिंग आदि कर सकती हैं।
5. मधुर संगीत सुन सकते हैं या प्रेरणादायी पुस्तकें पढ़ सकती हैं।
6. अगर आप अपने बालों को रँगना या डाय करना चाहती हैं तो कर सकती हैं; लेकिन हार्मोनल बदलाव के कारण इसमें आपको सही परिणाम नहीं मिलेगा। यह गर्भ के लिए नुकसानदेह नहीं है।
7. गर्भावस्था के दौरान धूम्रपान व तंबाकू से बचें।

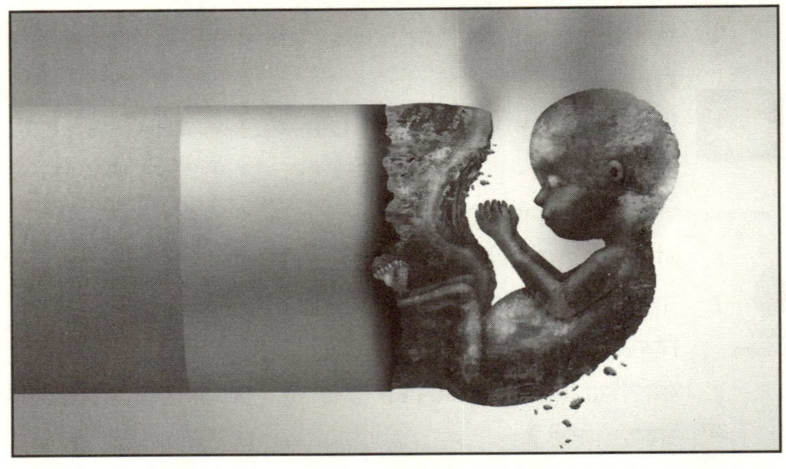

8. खाना खाने से पहले हर बार अपने हाथों को अच्छी तरह से साबुन से धोएँ।
9. चाय व कॉफी की मात्रा को सीमित करें।
10. प्रदूषित हवा से बचें।
11. आप महसूस करेंगी कि आपके कपड़ों के साइज में धीरे-धीरे बदलाव आ रहा है।
12. बहुत चुस्त कपड़े न पहनें।
13. गर्भावस्था के दौरान रक्त-संचार की पूरी प्रक्रिया बढ़ जाती है, इस

सगर्भ स्त्रीयों के लिये

माता और बच्चे के लिये शांत संगीत

अच्छा संगीत आपको और आपके बच्चे को शांति प्रदान कर सकता है

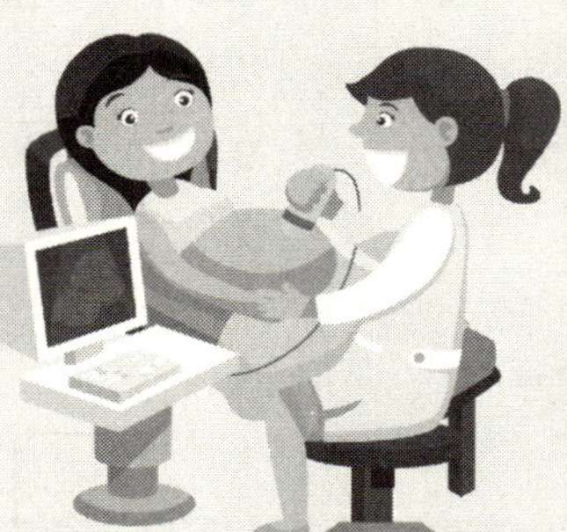

किस अवस्था में सोना

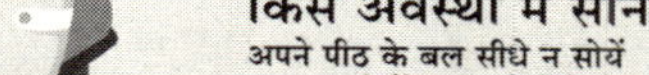

अपने पीठ के बल सीधे न सोयें
अगर छाती में जलन होती है तो सर का भाग थोड़ा ऊपर रखें
करवट लेके सोना बेहतर है

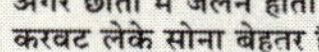

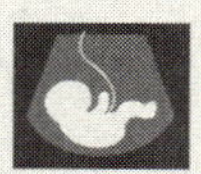

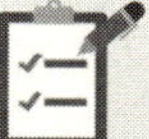

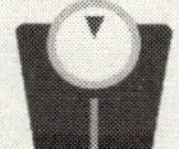

तबीबी परीक्षण

अपने डॉक्टर के पास रेग्युलर जाइये और उनकी सूचनाओं का पालन करिये

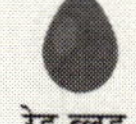

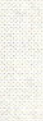

रेड ब्लड सेल प्रोडक्शन

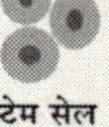

स्टेम सेल प्रोडक्शन

तंदुरस्त हड्डी और दांत

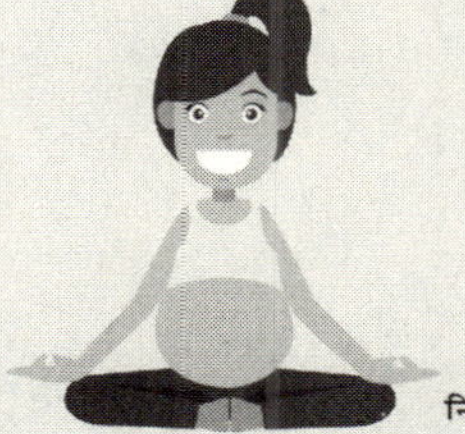

योगा

तनावमुक्त रहो
नियमित योगा करो

अरोग्यप्रद खुराक

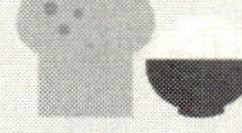

कार्बोहाइड्रेड

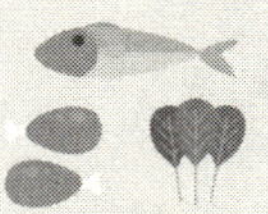

आयरन (लौह तत्व)

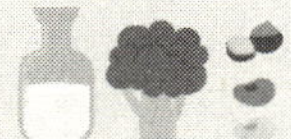

कैल्शियम

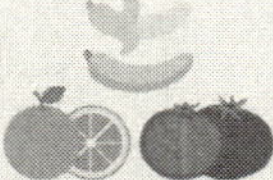

विटामिन

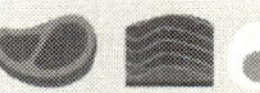

प्रोटीन

इन खाद्य पदार्थों से बचें

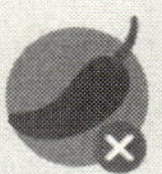

तीखा

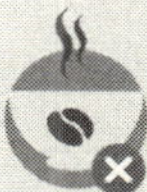

कॉफी

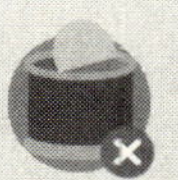

डिब्बे में मिलनेवाला खाद्य

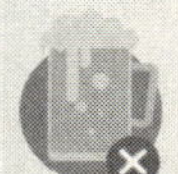

बियर और शराब

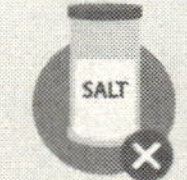

अत्याधिक नमक

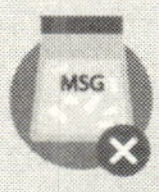

मोनोसोडियम ग्लूटामेट

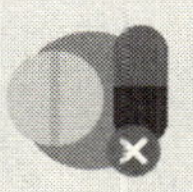

डॉक्टर से सम्पर्क

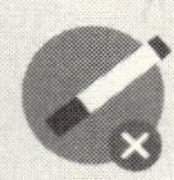

धूम्रपान निषेध

कारण से आप चक्कर आना, पानी की कमी (डिहाइड्रेशन), सिरदर्द, पसीने से तर और लाल (फ्लश्ड) महसूस कर सकती हैं।

14. अपने डॉक्टर के पास नियमित जाएँ।
15. अगर आपके पैरों में सूजन आ रही है तो अपने डॉक्टर से संपर्क करें और पैर को ऊपर उठाकर रखें।
16. अगर आपके पेट में दर्द है, पानी का स्राव हो रहा है तो अपने डॉक्टर से संपर्क करें।
17. आपको अस्पताल में भरती होने के लिए साथ ले जानेवाली जरूरी चीजों की सूची की जाँच करनी चाहिए।

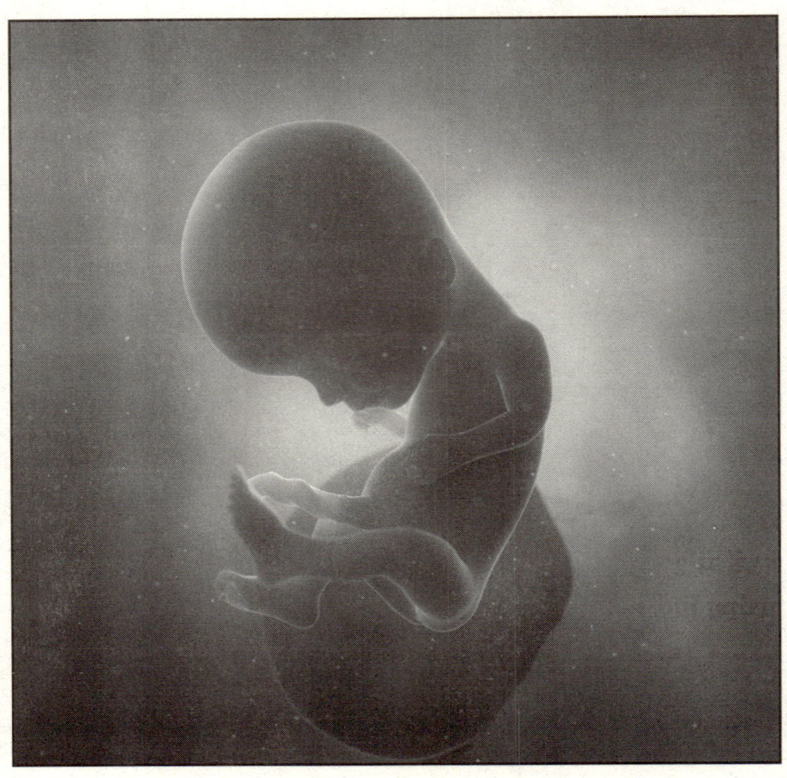

14वें सप्ताह की गर्भावस्था

गर्भस्थ शिशु में बदलाव—

- सिर (माथे का ऊपरी हिस्सा) से रंप (पुट्ठे का पिछला हिस्सा) तक आपके बच्चे की लंबाई 78-85 एम.एम. या 3-4 इंच हो जाती है
- गर्भ का वजन लगभग 20 ग्राम या 1 औंस है।
- बच्चे का प्रजनन अंग विकसित हो जाता है।
- थायरॉइड ग्रंथि काम करने लगती है।
- बच्चे की त्वचा बहुत पतली, सिर पर बाल और भौहें (आईब्रो) बढ़ने लगती हैं।
- अस्थि मज्जा (बोन मैरो) रक्त कोशिका बनाना शुरू कर देता है, जिसे पहले झिल्ली (योल्क सैक) बना रहा था।
- अब आपका बच्चा जम्हाई ले रहा है, एड़ी और उँगलियों को तानता है या कुलबुलाता है; लेकिन आप इस सबको महसूस नहीं कर पाएँगी।

आपके अंदर होनेवाले बदलाव—

- कुछ महिलाओं में नवदुग्ध (कोलोस्ट्रम) या प्रि-मिल्क आना शुरू हो जाता है।
- आपको पहले तीन महीने के लक्षण अब समाप्त हो जाएँगे या आप पहले से अच्छा महसूस करेंगी।
- आप महसूस करेंगी कि आपका गर्भाशय पेल्विस क्षेत्र से ऊपर आ गया है।

15वें से 22वें सप्ताह की गर्भावस्था

गर्भस्थ शिशु में बदलाव—

- बच्चा अपने जीवन के किसी भी समय की तुलना में अभी सबसे तेज गति से बढ़ रहा है।
- शरीर, उदर और सिर दोनों बराबर तुलना में हैं।
- चेहरा अब ज्यादा स्पष्ट है और नाखून, भौहें व पलकें बढ़ने लगती हैं।

- आपके बच्चे का अपना अलग फिंगरप्रिंट, फुटप्रिंट, उँगलियों व पैरों में नाखून और हाथ में पकड़ बननी शुरू हो जाती है।
- 22वें सप्ताह में आपका बच्चा पतले बालों की परत से घिर जाता है, जिसे 'लैनुगो' कहा जाता है।
- मांसपेशियों के ऊतक (मशल्स टिश्यू) और हड्डियों का बनना जारी है, अस्थितंत्र अब पूरी हो रही हैं।
- त्वचा बननी शुरू हो गई है।
- आपके बच्चे के आंत्र पथ (इंटेस्टिनल ट्रेक्ट) में जातविष्ठा (मेकोनियम) विकसित हो रहा है। यह पहला मलोत्सर्ग (आँतों की हलचल) है।
- मुँह से चूसने की गति विकसित हो रही है।
- बच्चा ज्यादा गतिशील हो जाता है और फड़फड़ाहट महसूस होने लगती है।

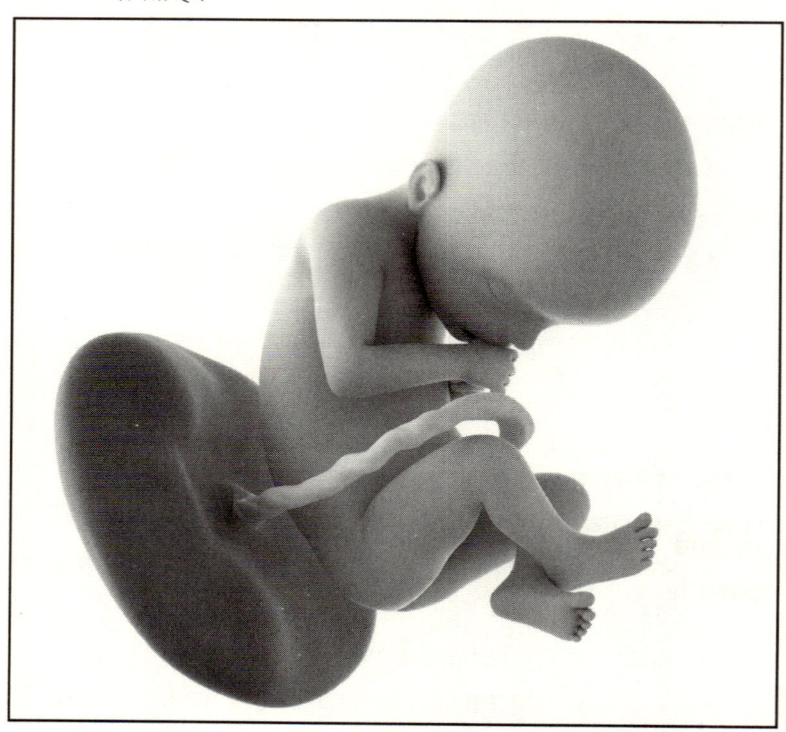

- बच्चे के आसपास हलके से मुलायम बाल (लानूगो बाल) एवं चिकना (ऑयली) सफेद पदार्थ (वर्निक्स) का आवरण होता है, जो बच्चे की त्वचा को सुरक्षा प्रदान करता है।
- भौहें, पलकें, उँगलियों के नाखून, पैरों के नाखून बन गए हैं। आपका बच्चा खुद को खरोंच सकता है।
- बच्चा सुन और निगल सकता है।
- बच्चे की लंबाई लगभग 10–11 सेंटीमीटर (15वें सप्ताह में) से 27–30 सेंटीमीटर (22 सप्ताह में), वजन लगभग 100 (15वें सप्ताह में) से 500 ग्राम (22वें सप्ताह में) रहता है।

आपके अंदर होनेवाले बदलाव—

- आपका वजन लगभग 4 किलोग्राम तक बढ़ सकता है।
- 20–22 सप्ताह के बाद आप पहली बार बच्चे की हलचल महसूस कर सकती हैं और अगर यह आपकी दूसरी गर्भावस्था है तो आप इससे पहले लगभग 16–18 सप्ताह में इसे महससू कर सकती हैं।
- आपके पहली तिमाही के लक्षण लगभग चले जाएँगे। केवल एसिडिटी के कारण कभी–कभी अरुचि हो सकती है।
- आप पहली बार फड़फड़ाहट/उत्साह महसूस करेंगी या इधर–उधर गतिशील होने का एहसास होगा।
- कई बार आपको कुछ टकराने का एहसास होगा, जो स्पष्ट रूप से हाथ–पैर है।
- अब आपके गर्भाशय की ऊँचाई नाभि से थोड़ा नीचे तक होगी।

23–30वें सप्ताह की गर्भावस्था

गर्भस्थ शिशु में बदलाव—

- बच्चा अब ताकत लगाकर घूम रहा है और छूने व आवाज पर प्रतिक्रिया देता है।
- बच्चा कम मात्रा में उल्बीय (एमनिओटिक) तरल को पी रहा है और

एमनिओटिक तरल में यूरिन पास कर रहा है।

- आपके बच्चे को हिचकी आ सकती है और इसे आप झटके से महसूस कर सकती हैं।
- आपका बच्चा भी सोने और जागने के तरीके का अनुसरण करने लगा है और यह आपसे अलग हो सकता है।
- आपके बच्चे की हृदय गति (हार्टबीट) को स्टेथेस्कोप की मदद से अब सुना जा सकता है।
- आपका बच्चा ग्रीस की तरह के वर्निक्स से ढक सकता है, जो जन्म के बाद गायब हो जाता है।
- अगर वह जन्म लेता है तो 26वें सप्ताह से उसके जीवित रहने की संभावना बढ़ जाती है।
- अस्थि मज्जा (बोन मैरो) रक्त कोशिका बनाना शुरू कर देता है। आपके बच्चे की जीभ में स्वाद पहचानने की क्षमता विकसित हो जाती है।
- आपके बच्चे के सिर पर वास्तविक बाल आने शुरू हो जाते हैं।
- फेफड़े (लंग्स) बन जाते हैं, लेकिन काम नहीं करते।
- बच्चे का प्रजनन अंग अपने निर्धारित स्थान पर पहुँचता है।
- 26वें सप्ताह में पहली बार बच्चे की पलकें खुलती हैं।
- आपके बच्चे का आकार 11 से 17 इंच लंबाई में और वजन 23वें सप्ताह में करीब 500 ग्राम से 30वें सप्ताह में 1.7 किलोग्राम हो जाता है।

आपके अंदर होनेवाले बदलाव—

- आपका वजन बढ़ने लगता है और हर महीने लगभग 1 किलोग्राम बढ़ता है।
- आपके गर्भाशय की ऊँचाई नाभि से ठीक ऊपर पहुँच जाती है। इस समय आप गर्भाशय में ज्यादा हलचल महसूस करेंगी।
- गर्भाशय बढ़ने के साथ एसिडिटी की समस्या बढ़ सकती है।

- आपके हाथों व पैरों में सूजन हो सकती है। यह गर्भावस्था में सामान्य है; लेकिन आपको अपना ब्लड प्रेशर चेक करवाना चाहिए।
- आपके पेट या जाँघ में खिंचाव के निशान (स्ट्रेच मार्क) आ सकते हैं। आपके स्तनों का आकार बढ़ेगा।

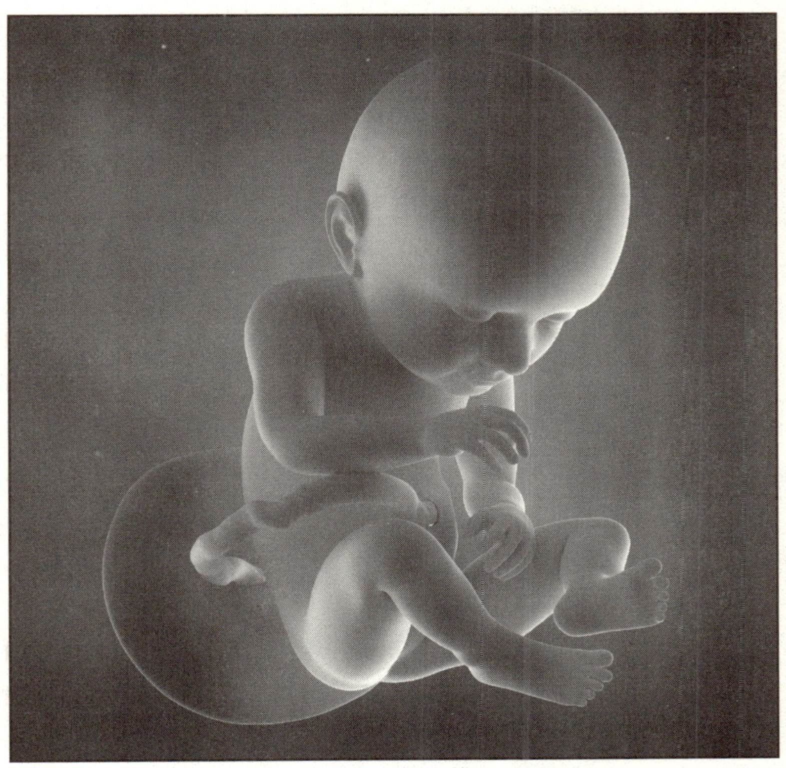

31-36वें सप्ताह की गर्भावस्था

गर्भस्थ शिशु में बदलाव—

- बच्चा लगातार बढ़ रहा है।
- त्वचा नरम हो जाती है और बच्चे के ऊपर जो परत रहती है, वह हटने लगती है; लेकिन बच्चे पर मक्खन की तरह जमा सुरक्षा की परत मोटी होने लगती है।

- गर्भावस्था के दौरान अपने आप से नियमित बातचीत, पढ़ने और गुनगुनाने से जन्म से पहले ही बच्चे से अच्छी बॉण्डिंग हो जाने में मदद करता है।
- बच्चे का हर सप्ताह आधा पाउंड तक वजन बढ़ने लगता है।
- हड्डियाँ पूरी तरह से बन गई हैं, लेकिन अभी नरम हैं।
- बच्चा गर्भाशय के अंदर तेज गति से पैर चलाता है।
- क्योंकि बच्चा तेजी से बढ़ रहा है, बच्चे को घूमने के लिए कम जगह मिलती है, इसलिए 35वें सप्ताह के अंत तक आप केवल तने हुए और छटपटाते हुए की गति महसूस करेंगी।
- बच्चा अब अपनी आँखों को खोल व बंद कर सकता है और रोशनी में बदलाव को महसूस कर सकता है।
- फेफड़े पूरी तरह से तैयार नहीं हुए हैं, लेकिन साँस लेने की प्रक्रिया होती है।
- बच्चे का शरीर मिनरल्स और विटामिन्स जमा करना शुरू कर देता है। आपके बच्चे की लंबाई 16-19 इंच और वजन लगभग 1.5 से 2.6 किलोग्राम हो जाता है।

आपके अंदर होनेवाले बदलाव—

- गर्भाशय की ऊँचाई सीने के ठीक नीचे पसलियों तक पहुँच जाती है। आपको साँस लेने में परेशानी होगी, निचली पसलियों में दर्द होगा, हाथ व पैर में सूजन आ जाएगी।
- कई बार आपके पेट और जाँघ में खिंचाव के निशान (स्ट्रेच मार्क) आ जाते हैं।
- आपको गर्भाशय में खिंचाव और आराम महसूस होगा।
- आपको बार-बार पेशाब के लिए जाना पड़ेगा।

37-40वें सप्ताह की गर्भावस्था

गर्भस्थ शिशु में बदलाव—

- सिर (माथे का ऊपरी हिस्सा) से रंप (पुट्‌ठे का पिछला हिस्सा) तक आपके बच्चे की माप लगभग 19-21 इंच और वजन लगभग 2.8 किलोग्राम से 3.5 किलोग्राम हो गया है।
- बच्चा पूर्ण अवधि का माना जाएगा।
- बच्चे के अंग खुद काम करने के लिए तैयार हैं।
- आपके बच्चे का सिर नीचे की ओर आ जाता है और वह जन्म के लिए तैयार हो जाता है।

आपके अंदर होनेवाले बदलाव—

- पैरों में सूजन बढ़ सकती है।
- बच्चे का सिर पेल्विक गुहा (कैविटी) में होने की वजह से पेशाब (यूरिन) की आवृत्ति बढ़ जाएगी।
- आप गर्भाशय में सिकुड़न से आराम महसूस करेंगी।
- आपकी कमर में दर्द हो सकता है।

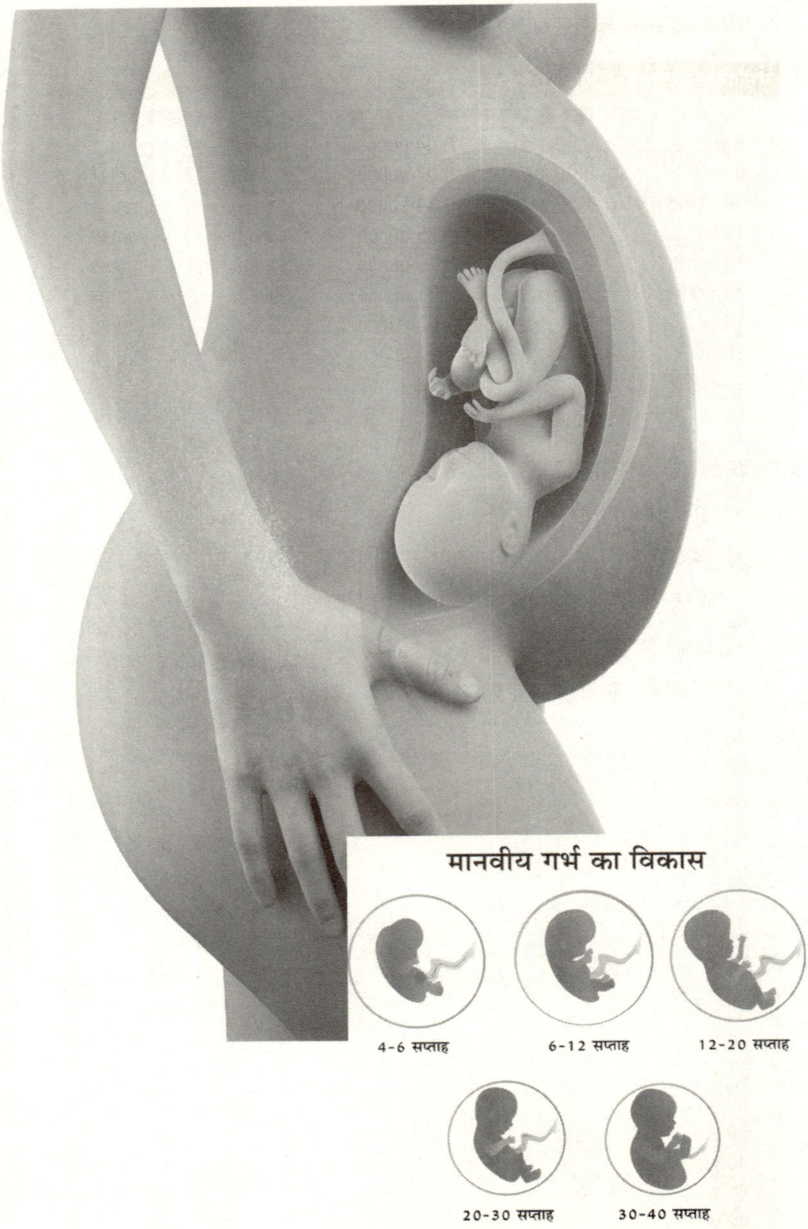

मानवीय गर्भ का विकास
4-6 सप्ताह
6-12 सप्ताह
12-20 सप्ताह
20-30 सप्ताह
30-40 सप्ताह

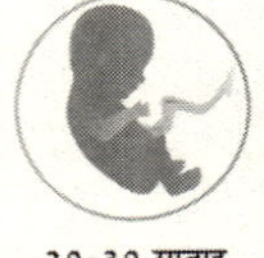

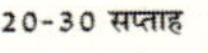

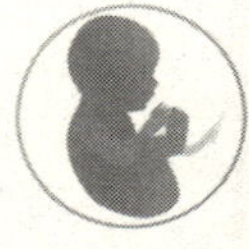

गर्भ की लम्बाई एवं वजन दर्शाता हुआ पत्रक

गर्भावस्था की अवधी	लम्बाई (यू॰एस॰)	वजन (यू॰एस॰)	लम्बाई (संटीमीटर)	वजन
	सिर से रम्प तक		सिर से रम्प तक	
8 weeks	0.63 inch	0.04 ounce	1.6 cm	1 gram
9 weeks	0.90 inch	0.07 ounce	2.3 cm	2 grams
10 weeks	1.22 inch	0.14 ounce	3.1 cm	4 grams
11 weeks	1.61 inch	0.25 ounce	4.1 cm	7 grams
12 weeks	2.13 inches	0.49 ounce	5.4 cm	14 grams
13 weeks	2.91 inches	0.81 ounce	7.4 cm	23 grams
14 weeks	3.42 inches	1.52 ounce	8.7 cm	43 grams
15 weeks	3.98 inches	2.47 ounces	10.1 cm	70 grams
16 weeks	4.57 inches	3.53 ounces	11.6 cm	100 grams
17 weeks	5.12 inches	4.94 ounces	13 cm	140 grams
18 weeks	5.59 inches	6.70 ounces	14.2 cm	190 grams
19 weeks	6.02 inches	8.47 ounces	15.3 cm	240 grams
20 weeks	6.46 inches	10.58 ounces	16.4 cm	300 grams
	सिर से पाँव तक		सिर से पाँव तक	
20 weeks	10.08 inches	10.58 ounces	25.6 cm	300 grams
21 weeks	10.51 inches	12.70 ounces	26.7 cm	360 grams
22 weeks	10.94 inches	15.17 ounces	27.8 cm	430 grams
23 weeks	11.38 inches	1.10 pound	28.9 cm	501 grams
24 weeks	11.81 inches	1.32 pound	30 cm	600 grams
25 weeks	13.62 inches	1.46 pound	34.6 cm	660 grams
26 weeks	14.02 inches	1.68 pound	35.6 cm	760 grams
27 weeks	14.41 inches	1.93 pound	36.6 cm	875 grams
28 weeks	14.80 inches	2.22 pounds	37.6 cm	1005 grams
29 weeks	15.2 inches	2.54 pounds	38.6 cm	1153 grams
30 weeks	15.71 inches	2.91 pounds	39.9 cm	1319 grams
31 weeks	16.18 inches	3.31 pounds	41.1 cm	1502 grams
32 weeks	16.69 inches	3.75 pounds	42.4 cm	1702 grams
33 weeks	17.20 inches	4.23 pounds	43.7 cm	1918 grams
34 weeks	17.72 inches	4.73 pounds	45 cm	2146 grams
35 weeks	18.19 inches	5.25 pounds	46.2 cm	2383 grams
36 weeks	18.66 inches	5.78 pounds	47.4 cm	2622 grams
37 weeks	19.13 inches	6.30 pounds	48.6 cm	2859 grams
38 weeks	19.61 inches	6.80 pounds	49.8 cm	3083 grams
39 weeks	19.96 inches	7.25 pounds	50.7 cm	3288 grams
40 weeks	20.16 inches	7.63 pounds	51.2 cm	3462 grams
41 weeks	20.35 inches	7.93 pounds	51.7 cm	3597 grams
42 weeks	20.28 inches	8.12 pounds	51.5 cm	3685 grams

गर्भ के विकास की तुलना सामान्यतः प्रत्याशित विकास के सापेक्ष कितना प्रतिशत (परसेंटाइल) है वो आनुवंशिक, गर्भनाल और माता के कारक को जैसे कारकों पर आश्रित है।

सप्ताह	10th परसेंटाइल	औसत	90th परसेंटाइल
20	275	412	772
	314	433	790
22	376	496	826
	440	582	882
24	498	674	977
	558	779	1138
26	625	899	1362
	702	1035	1635
28	798	1196	1977
	925	1394	2361
30	1085	1637	2710
	1278	1918	2986
32	1495	2203	3200
	1725	2458	3370
34	1950	2667	3502
	2159	2831	3596
36	2354	2974	3668
	2541	3117	3755
38	2714	3263	3867
	2852	3400	3980
40	2929	3495	4060
	2948	3527	4094
42	2935	3522	1098
	2907	3505	4096
44	2885	3491	4096

□

4

गर्भावस्था के दौरान भोजन और पोषण

पोषण और गर्भावस्था का अर्थ है गर्भावस्था से पहले, उस दौरान और बाद में किस तरह का पोषक आहार लिया जाए, उसका आयोजन।

संभावित माँ को बहुत ही शांत और कोमल रहना चाहिए, साथ ही स्वस्थ गर्भावस्था के लिए क्या किया जा सकता है, उस पर ध्यान केंद्रित करना चाहिए। गर्भावस्था के दौरान पौष्टिक भोजन आपके बच्चे के विकास में सहायक होगा और आपको भी स्वस्थ व ठीक रखेगा। आपको विशेष आहार के लिए जाने की जरूरत नहीं है, लेकिन आपको यह सुनिश्चित करना होगा कि आपको रोजाना अलग-अलग प्रकार का भोजन लेना चाहिए, जिससे आपके शरीर और बच्चे की जरूरत के अनुसार पोषण प्राप्त हो।

आपको सामान्य अवस्था की तुलना में ज्यादा भूख लगेगी; लेकिन अगर आपको पता चले कि गर्भ में जुड़वाँ या तीन बच्चे पल रहे हैं तो आपको दो लोगों के लिए खाने की जरूरत नहीं है।

शाकाहारी के लिए अच्छे भोजन की दिनचर्या—

आपको अपने रोजाना के भोजन में क्या शामिल करना चाहिए, जो संतुलित आहार का स्तर बना रहे ?

1. फल व सब्जियाँ—

ये विटामिन्स, मिनरल्स और फाइबर प्रदान करते हैं, जो पाचन में मदद

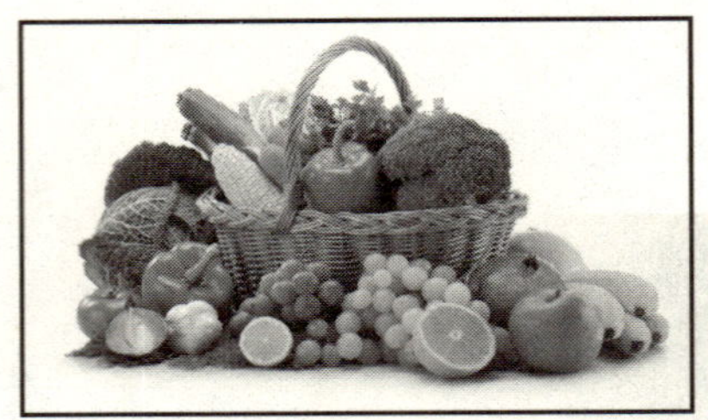

करते हैं और कब्ज से बचाते हैं। रोजाना कम-से-कम पाँच भाग ठीक से धोने के बाद ताजा, जमे हुए, सूखे या रसवाले फल व सब्जियाँ खाएँ। कच्ची या हलकी पकी सब्जियाँ खाना ज्यादा बेहतर है।

2. चरबी (फैट) से समृद्ध खाद्य और पेय पदार्थ—

इस समूह में सभी तेल, घी, सलाद की सजावट, क्रीम, चॉकलेट, बिस्किट, केक, पुडिंग और शक्कर-युक्त पेय पदार्थ शामिल हैं। आप इन चीजों को कम मात्रा में खाएँ। शक्कर (शुगर) शरीर को बिना पोषण के सिर्फ कैलोरी प्रदान करता है। नियमित रूप से ऐसे भोजन को लेने से दाँतों को नुकसान हो सकता है और वजन बढ़ सकता है। ऐसे भोजन से बचें, जिनमें उच्च मात्रा में संतृप्त वसा (सैचुरेटेड फैट) है और असंतृप्त वसा (अनसैचुरेटेड फैट) वाले भोजन लें।

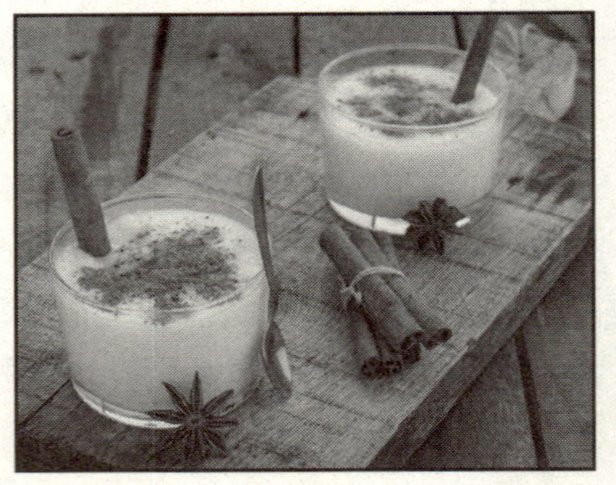

3. चावल, आलू, ब्रेड और अन्य स्टार्च-युक्त भोजन—

इस तरह के खाद्य पदार्थ में कार्बोहाइड्रेट होता है, जो पेट तक बिना अधिक कैलोरी के पहुँचता है। ये विटामिन्स और फाइबर के महत्त्वपूर्ण स्रोत हैं। इस तरह के अन्य खाद्य पदार्थ हैं—ओट्स, मक्का, बाजरा, शकरकंद, पास्ता आदि। इस तरह की चीजें हर आहार में शामिल होनी चाहिए।

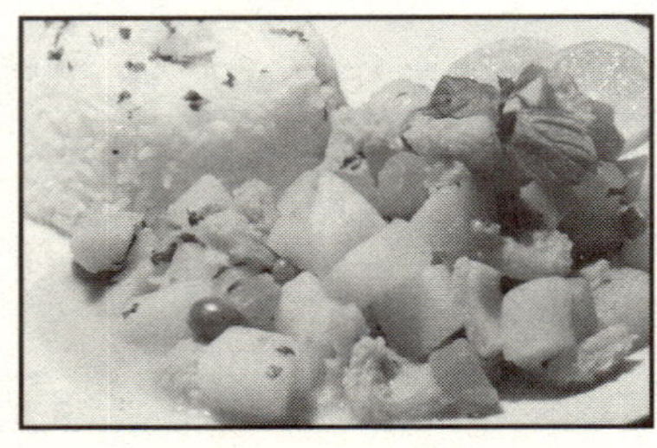

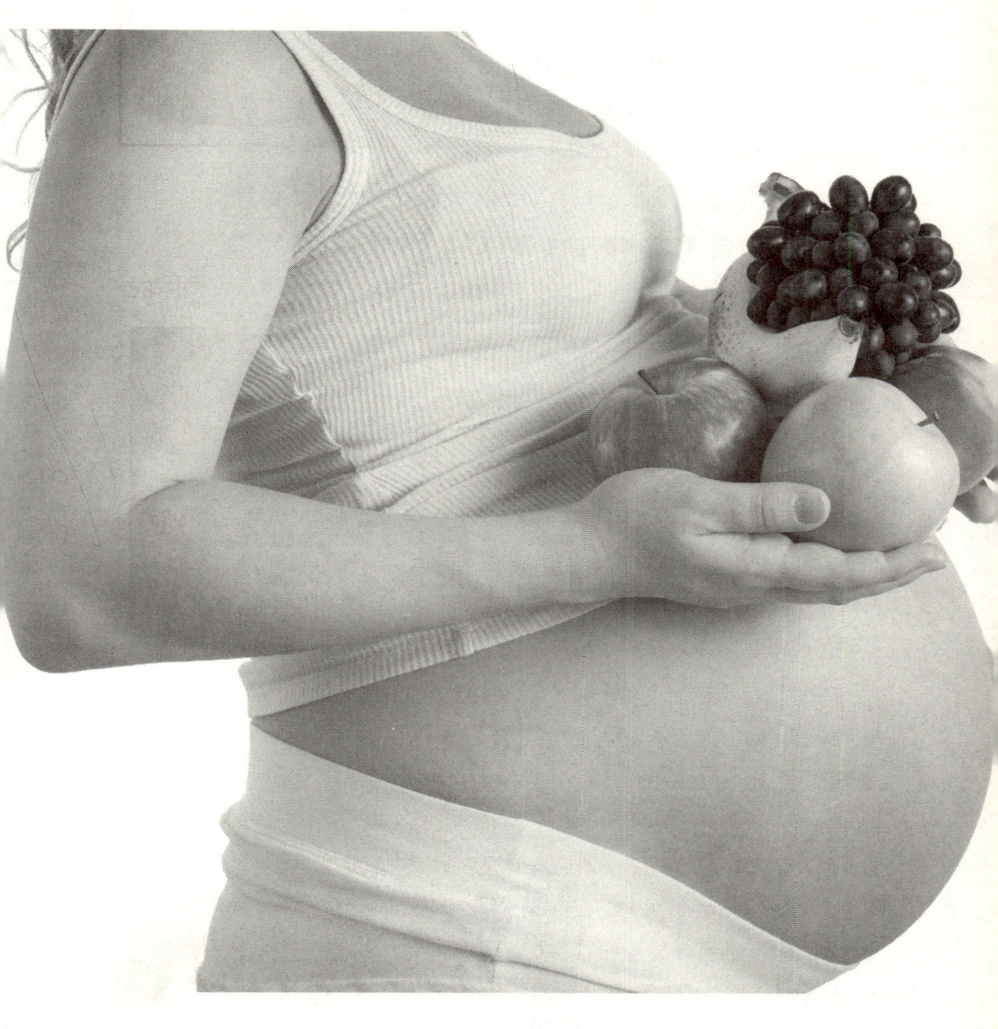

4. उच्च प्रोटीन-युक्त आहार—

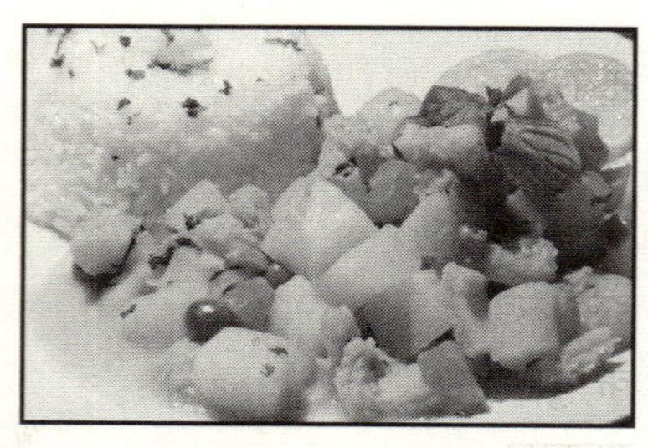

इसके लिए आप अंकुरित मूँग, चना (काला चना), मोठ, राजमा आदि रोजाना कम-से-कम एक कटोरी लें।

आप किसी भी तरह की चिक्की, जैसे मूँगफली चिक्की, मेवे की चिक्की, दलिया चिक्की आदि ले सकते हैं। शक्कर की जगह गुड़ का प्रयोग कर सकती हैं। ये खाद्य पदार्थ प्रोटीन का मुख्य स्रोत हैं। इन्हें आप कितना भी खा सकती हैं।

5. दूध और डेयरी उत्पाद

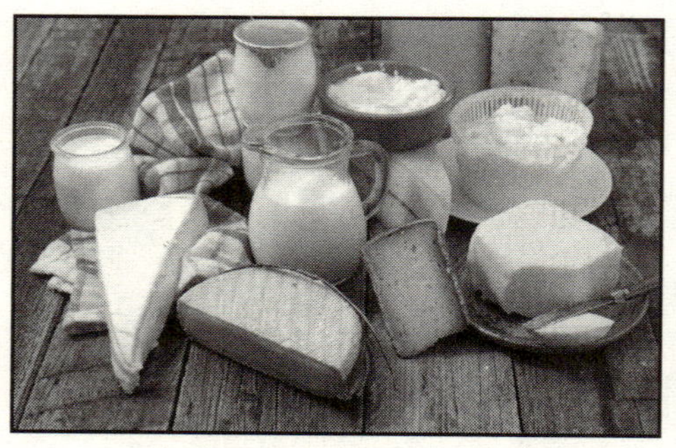

दूध और इसके उत्पाद, जैसे—मक्खन, पनीर और दही महत्त्वपूर्ण हैं। इनमें बच्चों की जरूरत के अनुसार आवश्यक कैल्सियम और अन्य पोषक तत्त्व होते हैं।

जब भी दूध पिएँ, उसमें से क्रीम निकाल दें या मलाई-रहित दूध अथवा कम वसा वाले दूध का प्रयोग करें। कम वसावाले पनीर व दही का उपयोग कर सकती हैं।

6. गर्भावस्था के दौरान स्वास्थ्य पेय और स्नैक्स

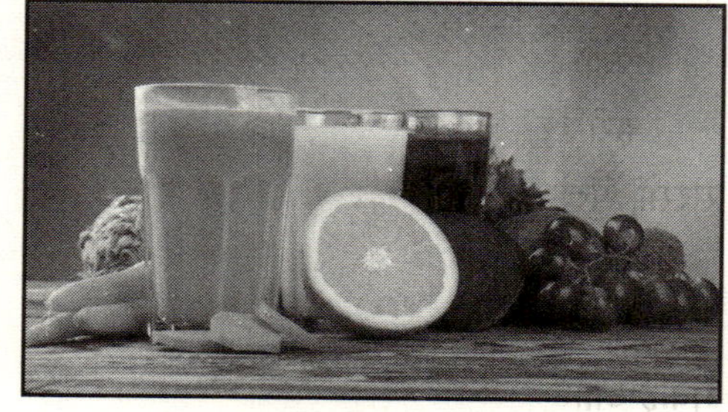

अन्य भोजन और पेय के अतिरिक्त रोजाना 8-10 बड़ा गिलास (कम-से-कम 2-3 लीटर) पानी पिएँ। तरोताजा महसूस करने के लिए ठंडे फिल्टर पानी में

नीबू या पुदीना मिलाकर पी सकती हैं। कई अन्य स्वास्थ्य पेय पदार्थ भी ले सकती हैं, जैसे नारियल पानी, नीबू पानी, मलाई-रहित दूध, बनाना शेक आदि।

घर पर ही मिल्क शेक और जूस बनाकर तुरंत पीना ज्यादा बेहतर है। इससे खराब या दूषित चीज पीने का जोखिम कम हो जाता है। सड़क किनारे के दुकानदार से पेय पदार्थ खरीदने के दौरान भी सावधान रहें, क्योंकि उसके ताजापन और शुद्धता का पता लगाना मुश्किल होता है। कुछ स्वास्थ्यवर्धक और स्वादिष्ट नाश्ते हैं, जिन्हें गर्भावस्था के दौरान लिया जा सकता है; जैसे—ग्रिल्ड पनीर टिक्का (कम वसा वाला पनीर), फल व सब्जियों वाला भेलपुरी, ढोकला या खांडवी, शकरकंद चाट, उबाला हुआ या पकाया हुआ भुट्टा (कॉर्न) या कॉर्न चाट, उपमा, सब्जी मिला इडली, बटाटा पोहा, खाखरा, शिंग चना, सेव मामरा, पॉपकॉर्न आदि।

अधिक घी, ज्यादा मक्खन वाली या अधिक तली हुई चीजों को खाने से बचें। एनिमल फैट की जगह वनस्पति तेल का उपयोग करना चाहिए, क्योंकि उसमें संतृप्त वसा ज्यादा रहता है। अपनी भूख के अनुसार खाना खाएँ, लेकिन भावनात्मक रूप से खाने से बचें। इससे एक बार में अधिक भोजन कर सकते हैं।

महत्त्वपूर्ण तत्त्व—

1. **गर्भावस्था के दौरान फोलिक एसिड की जरूरत :** गर्भावस्था शुरू होने से पहले और गर्भ-धारण करने के 12 सप्ताह बाद तक 400 माइक्रोग्राम फोलिक एसिड सप्लीमेंट रोजाना लेने की सलाह दी जाती है। यह आपके गर्भाशय में बच्चे को न्यूरल ट्यूब जैसे विकारों से बचाता है, जिसे 'स्पिना बिफिडा' कहा जाता है।

फोलिक एसिड (फोलिएट) के अच्छे स्रोत इस प्रकार हैं—

हरी पत्तियों वाली सब्जियाँ, जैसे—पालक, मेथी, हरा धनिया, मूली, हरा सरसों, पुदीना, सलाद आदि।

दाल, जैसे—चना, सोयाबीन, छोले, राजमा आदि।

सब्जी, जैसे—बीट, मटर, पत्तागोभी, फ्रेंच बींस, भिंडी, लौकी, गाजर, मकई आदि।

सगर्भावस्था में पोषण

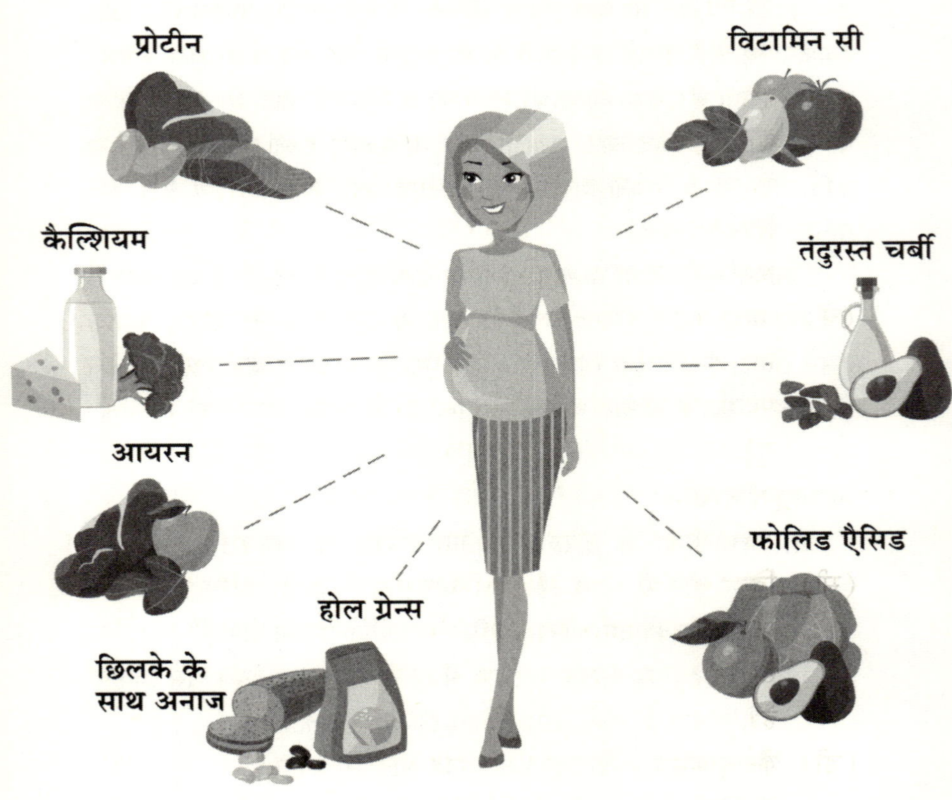

फल, जैसे—अनार, जाम (अमरूद), संतरा, मौसंबी, स्ट्रॉबेरी आदि। सूखे मेवे और नट्स, जैसे—बादाम, मूँगफली, अखरोट आदि।

2. अन्य विटामिन्स और मिनरल्स—

(ए) **विटामिन डी :** हड्डियों को स्वस्थ बनाए रखने के लिए विटामिन-डी की जरूरत होती है। विटामिन-डी से शरीर में कैल्सियम और फॉस्फेट का नियंत्रण होता है, जो हड्डियों और दाँत को स्वस्थ बनाए रखता है। कई शाकाहारी माताओं में विटामिन-डी की कमी रहती है। विटामिन-डी का सबसे अच्छा स्रोत सूर्य की रोशनी है। सूर्य की रोशनी से विटामिन-डी लेने का समय अलग-अलग व्यक्तियों के लिए अलग-अलग होता है और यह उसकी त्वचा के प्रकार, दिन का समय और साल के महीने पर निर्भर करता है।

(बी) **आयरन :** आयरन की कमी की वजह से एनेमिया (कम हीमोग्लोबिन) होता है, जिससे कमजोरी और तुरंत थकान हो जाती है। ऐसे खाद्य पदार्थ, जिनमें आयरन की अधिकता है, उसमें हरे पत्तोंवाली सब्जियाँ, गुड़, चुकंदर, गाजर, बाजरा, सूखे मेवे (अंजीर व किशमिश) खजूर आदि शामिल हैं। डॉक्टर की ओर से गर्भावस्था के दौरान टैबलेट और सीरप के रूप में आयरन दिया जाता है।

(सी) **विटामिन-सी :** यह आयरन ग्रहण करने में मदद करता है। खट्टे फल व सब्जियाँ, जैसे संतरा, मौसंबी, आँवला, ब्रोकली, आलू, टमाटर और कुछ शुद्ध फलों के जूस विटामिन-सी के अच्छे स्रोत होते हैं।

(डी) **कैल्सियम :** कैल्सियम की जरूरत बच्चे की हड्डियाँ और दाँत बनने में पड़ती है। दूध और दूध के उत्पाद, फल जैसे केला, सूखे मेवे, अंजीर और खूबानी (एप्रिकॉट), बादाम आदि कैल्सियम के अच्छे स्रोत हैं। गर्भ-धारण करने से पहले गर्भावस्था के दौरान डॉक्टर इसे टैबलेट के रूप में देते हैं।

(ई) **ओमेगा 3 फैटी एसिड—**

खराब भोजन : गर्भावस्था के दौरान इन खाद्य पदार्थों से बचें या कम सेवन करें—

1. **कैफीन :** कैफीन कई खाद्य पदार्थों में प्राकृतिक रूप से मौजूद रहता है, जैसे कॉफी, चाय, चॉकलेट आदि। कुछ सॉफ्ट ड्रिंक व एनर्जी ड्रिंक तथा फ्लू के इलाज में भी इसे मिलाया जाता है। अधिक मात्रा में कैफीन के सेवन से गर्भपात हो सकता है और बच्चे का वजन कम हो सकता है। अपने आहार से पूरी तरह से कैफीन न बंद करें, लेकिन रोजाना 200 मिलीग्राम से ज्यादा कैफीन न लें।

खाद्य और पेय पदार्थ में कैफीन की मात्रा—

1 मग चाय में—75 मिलीग्राम

1 मग फिल्टर कॉफी में—140 मिलीग्राम

1 मग इंस्टेंट कॉफी—100 मिलीग्राम

1 कैन कोला में—40 मिलीग्राम

50 ग्राम प्लेन चॉकलेट बार में—50 मिलीग्राम तक।

इसके अनुसार आप अपने कैफीन की मात्रा की गणना कर सकती हैं।

2. **धूम्रपान :** प्रत्येक सिगरेट में 4,000 से अधिक रसायन होते हैं। प्रत्येक सिगरेट आपके गर्भ में पल रहे बच्चे तक जरूरी ऑक्सीजन रोककर उसे नुकसान पहुँचाता है। जितनी बार आप धूम्रपान करेंगी, उतनी बार आपके बच्चे के दिल की धड़कन को ज्यादा कष्ट उठाना पड़ता है। इसलिए अनिवार्य रूप से धूम्रपान बंद कर दें। शरीर से कार्बन मोनोऑक्साइड (जहरीली गैस) को साफ कर और ऑक्सीजन का सामान्य स्तर लाने के तुरंत बाद आपको और आपके बच्चे को लाभ मिलेगा।

अप्रतिरोधी धूम्रपान (पैसिव स्मोकिंग)

अप्रतिरोधी धूम्रपान (पैसिव स्मोकिंग) क्या है ?

अप्रतिरोधी धूम्रपान साँस से धुआँ लेना है। इसे द्वितीयक (सेकंड हैंड) धूम्रपान (एस.एच.एस.) कहते हैं, जिसमें दूसरे व्यक्ति द्वारा किए जा रहे धूम्रपान

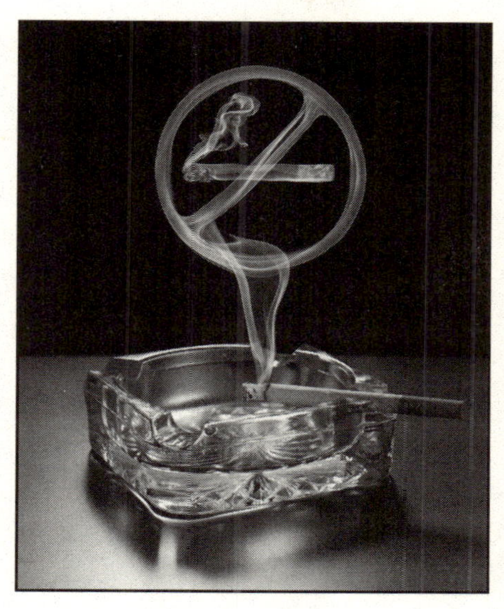

से पर्यावरण के माध्यम से तंबाकू आप तक पहुँचता है।

अप्रतिरोधी धूम्रपान लगभग एक-तिहाई (23 प्रतिशत) तक बच्चे के मृत जन्म को बढ़ाता है और यह 13 प्रतिशत तक जन्मजात बीमारियों के साथ जन्म की आशंका को भी बढ़ाता है। इससे निष्कर्ष निकलता है कि संभावित पिता गर्भवती साथी के आसपास धूम्रपान न करे और गर्भ-धारण व गर्भावस्था के समय दूसरे के द्वारा किए जा रहे धूम्रपान के प्रभाव में आने से बचें।

शोधकर्ताओं ने बताया है कि जो पिता धूम्रपान करते हैं, वे अपने अजनमे बच्चे को खतरे से बचाने के लिए ज्यादा जागरूक हों, क्योंकि यह वर्तमान में अस्पष्ट रहता है कि दूसरे हाथों के धूम्रपान का प्रभाव कब शुरू होता है। इसलिए गर्भ-धारण करने से पहले और गर्भावस्था के दौरान महिला को अप्रतिरोर्धी धूम्रपान से बचाना चाहिए।

3. **शराब :** जब एक माँ शराब पीती है, गर्भनाल के द्वारा शराब उसके ब्लड से बच्चे तक पहुँच जाता है। बच्चे का लिवर (यकृत) अंतिम अंग होता है, जो पूरी तरह से विकसित होता है और गर्भावस्था के आखिरी दौर में पूरी तरह से परिपक्व होता है। इस वजह से आपका बच्चा शराब को पचा नहीं सकता, जिस तरह आप करते हैं। गर्भावस्था के शुरुआती दिनों में अत्यधिक शराब का सेवन करने से गर्भपात हो सकता है। अत्यधिक शराब के कारण गर्भवती महिला का भ्रूण असामान्य हो सकता है, जैसे उसका सही विकास न होना, चेहरे में असामान्यता, सीखने और व्यवहार संबंधी विकार।

4. **दवाइयाँ :** जब आप गर्भ-धारण के लिए प्रयास करती हैं या गर्भ-धारण कर चुकी हैं तो अपने डॉक्टर से उन दवाइयों को लेकर बात करें, जो आप नियमित लेती हैं। आपका डॉक्टर तय करेगा कि क्या उसमें बदलाव की जरूरत है या उसे बंद करने की। यहाँ तक कि कुछ दर्द-निवारक दवाइयाँ भी बच्चे के स्वास्थ्य के लिए नुकसानदेह होती हैं, लेकिन कुछ सुरक्षित होती हैं। इसलिए बिना अपने डॉक्टर से पूछे कोई भी दवा न लें।

□

5

प्रसव पूर्व चिकित्सक दौरा

गर्भ-धारण, प्रसव-पीड़ा और बच्चे का जन्म दंपती के जीवन का महत्त्वपूर्ण पल है।

नियमित चिकित्सकीय देखभाल, गर्भावस्था के दौरान होनेवाली अज्ञात घटनाओं को जानने से बच्चे का जन्म बेहद खुशहाल और समृद्ध अवसर प्रदान करता है।

महिला का स्वास्थ्य, व्यवहार, आहार, आदत और दवा या बीमारी बच्चे का विकास प्रभावित करते हैं, इसलिए आप अपने स्वास्थ्य की अच्छे से देखभाल करें और सबसे महत्त्वपूर्ण है नियमित डॉक्टर से जाँच करवाना।

ग्रामीण क्षेत्र के वे मरीज, जो सक्षम नहीं हैं, उन्हें गर्भावस्था के दौरान न्यूनतम इतने बार डॉक्टर के पास जाना चाहिए—

पूरी गर्भावस्था के दौरान कम-से-कम तीन बार।

पहली बार : 20 सप्ताह से पहले

(5 महीने से पहले)।

दूसरी बार : 20-30 सप्ताह के बीच

(5-7 महीने के बीच)।

तीसरी बार : 34-37 सप्ताह के बीच

(लगभग 8-9 महीने में)।

नियमित मरीजों के लिए यह इस तरह हो सकता है—

नियमित शेड्यूल

13 सप्ताह तक : हर 15-20 दिन में।

13 से 28 सप्ताह तक : हर 4 सप्ताह में।

22 से 36 सप्ताह में : हर 15 दिन में।

इसके बाद : साप्ताहिक

अति जोखिमवाली गर्भावस्था में—

14–26 सप्ताह तक : हर 4 सप्ताह में।

26–34 सप्ताह तक : हर 15 दिन में या सोनोग्राफी में जो मिला, उसकी जरूरत के अनुसार या उच्च जोखिम कारक हो तो उससे पहले।

34 सप्ताह के बाद : साप्ताहिक।

हर बार डॉक्टर के पास जाने पर क्या करना चाहिए ?

पहला दौरा

जब आपका मासिक धर्म (पीरियड) रुके, तब यह होना चाहिए।

वजन, रक्तचाप व नब्ज की जाँच करवानी चाहिए।

यूरिन टेस्ट या ब्लड टेस्ट या सोनोग्राफी के माध्यम से गर्भ-धारण की पुष्टि करवानी चाहिए।

सोनोग्राफी में यह देखें—

- गर्भ की उपस्थिति
- गर्भ का स्वास्थ्य
- भ्रूण (गर्भावस्था) की संख्या
- गर्भ का स्थान (गर्भाशय के अंदर या बाहर की गर्भावस्था)
- जी.एस. (पानी की एक थैली, जिसके अंदर गर्भ विकसित होता है)— वाई.एस. (योल्क सैक-जर्दी थैली)
- भ्रूण और भ्रूण की हृदय गति।

यह केवल टी.वी.एस. (इंटरनल सोनोग्राफी) के द्वारा ही किया जा सकता है।

- फोलिक एसिड सप्लीमेंट्स व लक्षण के अनुसार उपचार
- अच्छे स्वास्थ्य और पोषण को लेकर काउंसलिंग

दूसरा दौरा : 6-7 सप्ताह में

वजन, रक्तचाप और शारीरिक जाँच करवाएँ।

जी.एस., वाई.एस., भ्रूण की संख्या और आकार, हृदय गति, भ्रूण की स्थिति, आकार और जुड़वाँ (कोरियोनिसिटी) की संभावना को देखने के लिए सोनोग्राफी करवाएँ।

फोलिक एसिड, अगर जरूरत है तो प्रोजेस्टेरॉन सप्लीमेंट्स और लक्षण आधारित इलाज के लिए कुछ दवाइयों की सलाह—

- आहार, स्वास्थ्य, यात्रा को लेकर काउंसलिंग।
- गर्भावस्था के लक्षणों के लिए आश्वासन।
- प्रसव पूर्ण प्रोफाइल—एच.बी., शुगर, ब्लड ग्रुप, एच.आई.वी., एच.बी.एस.ए.जी., थैलेसीमिया की जाँच के लिए मूल ब्लड टेस्ट।
- अगले दौरे के लिए समय लेना।

तीसरा दौरा : 9-10 सप्ताह में

- वजन, रक्तचाप और शारीरिक जाँच करवाएँ।
- जी.एस., वाई.एस., आकार, हृदय गति, फैटल पोल, उसके आकार और कोरियोनीसिटी देखने के लिए सोनोग्राफी।
- फोलिक एसिड, अगर जरूरत है तो प्रोजेस्टेरॉन सप्लीमेंट्स और लक्षण आधारित जाँच के लिए कुछ दवाइयों की सलाह।
- उच्च जोखिमवाली गर्भावस्था में हाइपरटेंशन के मामले में ब्लड प्रेशर की मॉनीटरिंग के लिए चार्ट दिया जाता है। शुगर चार्ट डायबिटीज मेलिटस/गर्भकालीन मधुमेह मेलिटस वालों को दिया जाता है।
- आहार, स्वास्थ्य और यात्रा को लेकर परामर्श करते हैं।
- गर्भावस्था के लक्षणों की पुनः पुष्टि।
- उपयुक्त दवा की सलाह।
- 15-20 दिन बाद अगले दौरे के लिए समय लेना।

चौथा दौरा : 11-13 सप्ताह में

- वजन, रक्तचाप की जाँच के साथ और शारीरिक जाँच।
- भ्रूण में असामान्यताओं का जल्द-से-जल्द पता लगाने के लिए एनीयूप्लोइडी स्कैन सोनोग्राफी (एन.टी. स्कैन-क्रोमोसोम में जो असामान्यता रहती है, उसका पता लगाया जाता है)।
- डाउन सिंड्रोम और अन्य आनुवंशिक सिंड्रोम की जाँच के लिए डबल मार्कर, जैसे ब्लड टेस्ट।
- **एन.आई.पी.टी. (गैर-आक्रामक प्रसव पूर्व जाँच)** उच्च जोखिमवाले मामलों में उच्च जोखिम भ्रूण के आनुवंशिक क्रोमोसोम असामान्यताओं का पता लगाने के लिए ब्लड टेस्ट किया जाता है।
- यह गर्भावस्था के 9वें सप्ताह से 20वें सप्ताह के बीच किया जाता है।
- यह नॉन इनवेसिव (गैर-आक्रामक) जाँच (डबल मार्कर, ट्रिपल मार्कर) की तुलना में ज्यादा शीघ्राग्राहि (99 प्रतिशत) है; क्योंकि यह माँ के रक्त में मौजूद भ्रूण के डी.एन.ए. (लगभग 10 प्रतिशत) से किया जाता है। इनवेसिव (आक्रामक) प्रक्रिया (एमिनोसेनटेसिस और कोरियोन बायोप्सी आदि हैं) की तुलना में इस प्रक्रिया में गर्भपात का खतरा नहीं रहता।
- इस जाँच के लिए माँ का ब्लड विशेष किट से लिया जाता है। इससे भ्रूण का डी.एन.ए. सैंपल अलग किया जाता है और भ्रूण के डी.एन.ए. की जाँच की जाती है।
- खराब प्रसूति इतिहास (बार-बार गर्भपात) या कई गर्भ-धारण जैसी अति जोखिमवाली गर्भावस्था है तो यदि जरूरत पड़ी तो गर्भाशय की ग्रीवा (मुख) पर टाँका लगाया जाता है।
- पूर्व में आनुवंशिक बीमारी या आनुवंशिक बीमारी के कारण पूर्व में भ्रूण प्रभावित हुआ हो या वर्तमान गर्भ-धारण उच्च जोखिमवाला हो तो सी.वी.एस. (कोरिओनिक विलियस सैंपलिंग) करते हैं।
- पहले की दवा जारी रखें। 13 सप्ताह के बाद आयरन, कैल्सियम, अगर सलाह हो तो गर्भाशय को आराम देनेवाली दवा और प्रोटीन

पाउडर सप्लीमेंट दिया जाता है।

- टिटनेस रसी का पहला डोज दिया जाता है।

पाँचवाँ दौरा : 16-18 सप्ताह

- वजन, रक्तचाप और शारीरिक जाँच।
- सोनोग्राफी से भ्रूण का विकास, हृदय गति, गर्भनाल की स्थिति, ग्रीवा (सर्विक्स) की लंबाई व तरल पदार्थ देखते हैं।
- हीमोग्लोबिन व शुगर लेवल के लिए ब्लड टेस्ट, डाउन सिंड्रोम और अन्य आनुवंशिक सिंड्रोम की जाँच के लिए ट्रिपल मार्कर टेस्ट करते हैं।
- गर्भ के लिए उच्च जोखिम हो या परिवार में कोई आनुवंशिक बीमारी हो, पूर्व में भाई-बहन में आनुवंशिक बीमारी हो तो एमनिओसेंटेसिस करते हैं।
- गर्भावस्था के दौरान हाइपरटेंशन—ब्लड प्रेशर का मॉनीटरिंग चार्ट।
- गर्भावस्था के साथ डायबिटीज—शुगर चार्ट, मधुमेह में आहार आदि।
- गर्भावस्था के साथ थायरॉइड है—थायरॉइड हार्मोन के स्तर की जाँच और उसके अनुसार दवाइयाँ।
- आयरन, कैल्सियम, गर्भाशय को आराम देनेवाली दवा और प्रोटीन पावडर सप्लीमेंट के साथ दवाइयाँ।
- सही आहार, पोषण, स्वास्थ्य के लिए परामर्श।
- पूर्व में अगर नहीं दिया गया है तो टिटनेस रसी।

छठा दौरा : 20-22 सप्ताह

- वजन, रक्तचाप और शारीरिक जाँच।
- भ्रूण में असामान्यताओं का पता लगाने के लिए आमतौर पर 3-डी, 4-डी एनोमली स्कैन, भ्रूण का इको (हृदय की सोनोग्राफी) आदि और ग्रीवा (सर्वाइकल) की लंबाई, गर्भाशय का डॉप्लर किया जाता है।

- गर्भावस्था के साथ हाइपरटेंशन होने पर—ब्लड प्रेशर मॉनीटरिंग चार्ट देते हैं।
- डायबिटीज के साथ गर्भावस्था होने पर—शुगर चार्ट, डायबिटीज डाइट आदि देते हैं।
- थायरॉइड के साथ गर्भावस्था होने पर—थायरॉइड हार्मोन के स्तर की फिर से जाँच और उसी के अनुसार दवा।
- वही दवाइयाँ जारी।
- सही आहार, पोषण, स्वास्थ्य के लिए काउंसलिंग।
- स्टेम कोशिका (सेल) के संरक्षण के बारे में परामर्श।
- प्रसव कहाँ होगा, इसका परामर्श।
- टिटनेस वैक्सीन की दूसरी डोज।

सातवाँ दौरा : 26-28 सप्ताह

- वजन, रक्तचाप के साथ शारीरिक जाँच।
- डॉप्लर जाँच से भ्रूण के विकास, ग्रीवा (सर्वाइकल) की लंबाई, गर्भनाल, तरल पदार्थ को देखना।

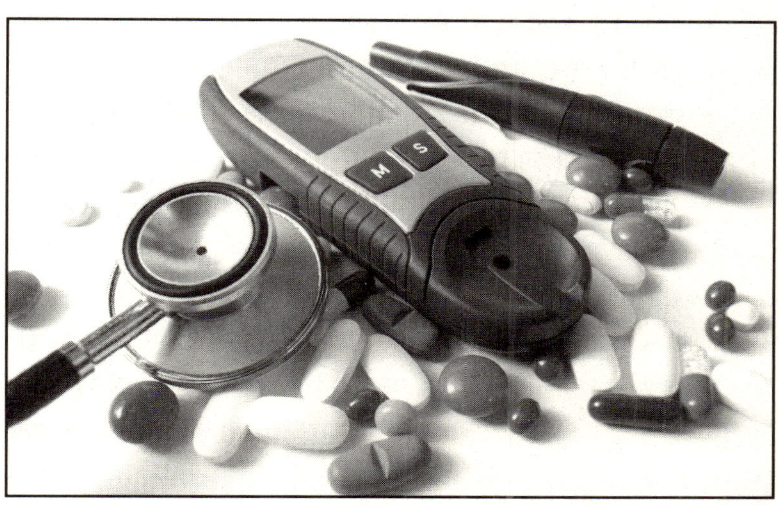

- संबंधित मरीजों के लिए वही ब्लड प्रेशर चार्ट, शुगर चार्ट। पोषण व स्वास्थ्य को लेकर काउंसलिंग।
- भ्रूण के फेफड़ों की परिपक्वता के लिए स्टेरॉइड इंजेक्शन।

आठवाँ दौरा : 30–32 सप्ताह

- वजन, बी.पी. के साथ शारीरिक जाँच।
- डॉप्लर जाँच से भ्रूण के विकास, ग्रीवा (सर्वाइकल) की लंबाई, गर्भनाल, तरल पदार्थ को देखना।
- हीमोग्लोबिन के लिए ब्लड टेस्ट, शुगर टेस्ट।
- एच.बी.ए.–1 सी (तीन महीने का औसत शुगर लेवल), अति जोखिमवाले मरीजों में थायरॉइड प्रोफाइल।
- आर.एच., निगेटिव वाले मामले में एंटी–डी इंजेक्शन लगाना है। संबंधित मरीजों के लिए वही ब्लड प्रेशर चार्ट, शुगर चार्ट। वही दवाइयाँ जारी।
- पोषण एवं स्वास्थ्य को लेकर काउंसलिंग।

नौवाँ दौरा : 34–36 सप्ताह

- वजन, रक्तचाप के साथ शारीरिक जाँच।
- गर्भ में पल रहे बच्चे का विकास, ग्रीवा (सर्वाइकल) की लंबाई, गर्भनाल, तरल पदार्थ, डॉप्लर से देखना।
- समान ब्लड प्रेशर चार्ट न शुगर चार्ट संबंधित मरीज के लिए।
- वही दवाइयों का नियमित सेवन।
- पोषण और स्वास्थ्य की काउंसलिंग।

□

6

गर्भावस्था के दौरान रक्त और सोनोग्राफी की जाँच

जब यूरिन प्रेग्नेंसी टेस्ट का परिणाम पॉजिटिव आता है, तब से ही गर्भावस्था के दौरान जाँच और स्कैन की शुरुआत होती है।

गर्भावस्था के दौरान कई बार टेस्ट करवाना पड़ता है, जिसमें ब्लड टेस्ट और बच्चे का अल्ट्रासाउंड स्कैन शामिल है। ये जाँचें आपकी गर्भावस्था को सुरक्षित बनाने के उद्देश्य से तैयार की गई हैं। जाँच के माध्यम से पता चलता रहता है कि आपके बच्चे का विकास किस गति से हो रहा है या निर्धारित स्थिति का पता लगाने में भी ये काम आते हैं।

वजन और लंबाई

जब पहली बार आप डॉक्टर के पास जाती हैं, तब आपका वजन किया जाता है। इसके बाद हर दौरे पर आपका वजन किया जाएगा। आपकी लंबाई और वजन इसलिए किया जाता है, ताकि आपके बी.एम.आई. (बॉडी मास इंडेक्स) की गणना की जा सके। अधिकतर महिलाओं का गर्भावस्था के दौरान 10-12.5 किलोग्राम वजन बढ़ता है। इसमें से अधिकतर गर्भावस्था के 20 सप्ताह के बाद बढ़ता है। अतिरिक्त वजन बच्चे के विकास के कारण बढ़ता है; लेकिन आपका शरीर चरबी (फैट) इकट्ठा कर प्रसव के बाद दूध (ब्रेस्ट मिल्क) बनाने के लिए रख लेता है।

यूरिन

गर्भ-धारण की पुष्टि के लिए आपको यूरिन (मूत्र) का सैंपल देने के लिए कहा जाएगा। आपके यूरिन की जाँच कई चीजों के लिए की जाती है, जिसमें प्रोटीन और एलबुमिन शामिल है। अगर यह आपके यूरिन में मिलता है तो इसका मतलब है, आपको संक्रमण है और उसके इलाज की जरूरत है। साथ ही यह प्री-इक्लामपेसिया (असामान्य गर्भावस्था की स्थिति) का भी लक्षण हो सकता है। प्री-इक्लामपेसिया लगभग 10 प्रतिशत गर्भावस्था को प्रभावित करता है, अगर इसका इलाज नहीं करवाया गया तो इससे जान का भी खतरा हो सकता है। इसकी वजह से गर्भवती महिला को ऐंठन का दौरा आ सकते हैं और बच्चे का विकास प्रभावित हो सकता है।

ब्लड प्रेशर

प्रसव पूर्व जब भी डॉक्टर के पास जाएँगी, आपके ब्लड प्रेशर की जाँच होगी। गर्भावस्था के दौरान ब्लड प्रेशर का बढ़ना हाइपरटेंशन का लक्षण है। गर्भावस्था के मध्य काल में ब्लड प्रेशर अन्य समय की तुलना में लो (कम) रहता है। इससे समस्या नहीं है; लेकिन अचानक बैठने और उठने पर आप चक्कर महसूस कर सकते हैं।

ब्लड टेस्ट

प्रसव पूर्व देखभाल में आपको कई बार ब्लड टेस्ट करवाना पड़ सकता है। इनमें से कुछ तो सभी महिलाओं को सलाह दी जाती है और कुछ केवल उन महिलाओं के लिए है, जिनमें विशेष संक्रमण या वंशानुगत स्थिति की वजह से जोखिम हो। ये सभी जाँचें आपकी गर्भावस्था को सुरक्षित बनाने या यह जाँचने के लिए की जाती हैं कि आपका बच्चा स्वस्थ है।

नीचे उन सभी जाँचों की रूपरेखा है, जिन्हें सलाह दी जा सकती है।

ब्लड ग्रुप : जब आप गर्भवती होती हैं तो आपका ब्लड ग्रुप जानना बहुत ही अनिवार्य होता है।

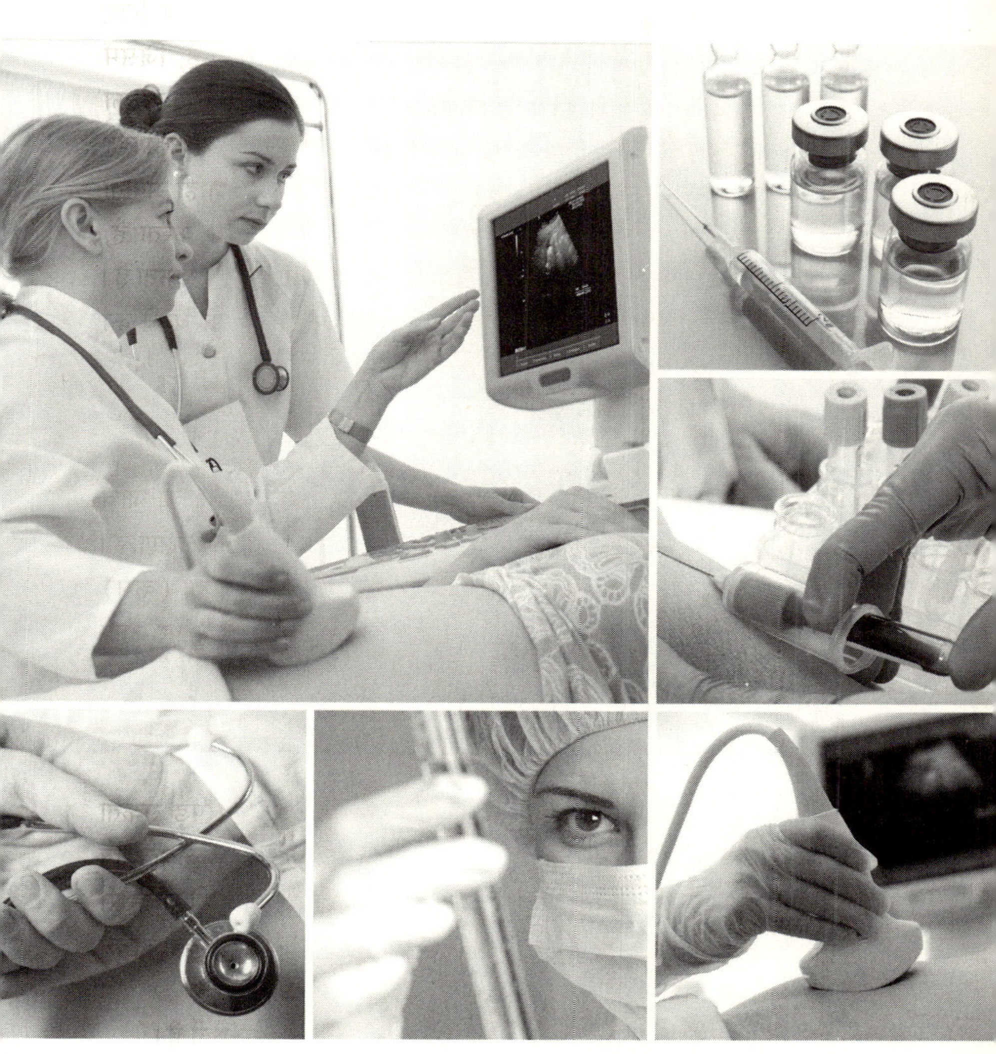

एनीमिया (रक्ताल्पता)

पूरी रक्त गणना, जिसमें हीमोग्लोबिन भी शामिल है और यह जाँच की जाती है कि आप एनीमिक तो नहीं हैं। एनीमिया आपको जल्दी थका देता है और प्रसव के समय या अन्य किसी रक्तस्राव के मामले में रक्तस्राव को नहीं रोक पाता। अगर जाँच में पता चलता है कि आप एनीमिया से पीड़ित हैं तो आपको आयरन और फोलिक एसिड की ज्यादा डोज दी जाती है।

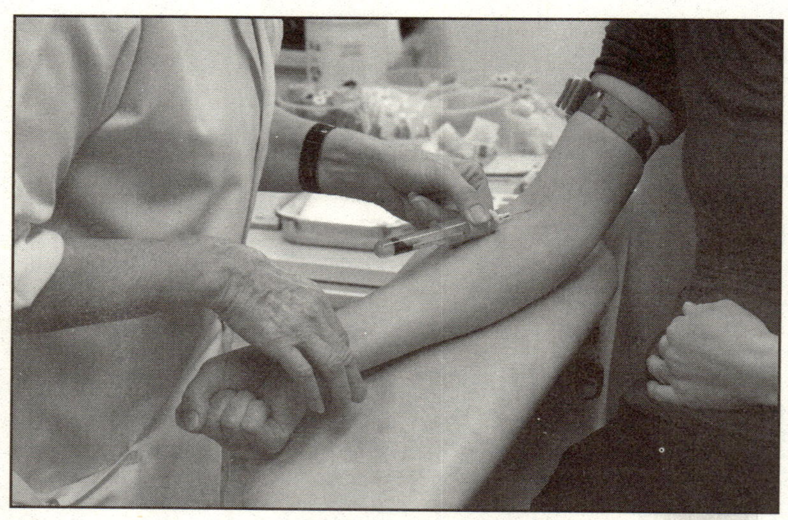

संक्रमण

आपको इन जाँचों की सलाह दी जा सकती है—

- **रुबेला की संवेदनशीलता के लिए (जर्मन खसरा) :** अगर गर्भ-धारण की शुरुआत में आपको रुबेला हो जाता है तो यह आपके अजनमे बच्चे को गंभीर रूप से नुकसान पहुँचा सकता है।
- **सिफिलिस (आतशक) :** इससे यौन संचारित संक्रमण (सेक्सुअल ट्रांसमिटेड इन्फेक्शन) की जाँच होती है, क्योंकि अगर इसका इलाज नहीं किया गया तो इससे गर्भपात और आगे मृत जनम बच्चे की संभावना रहती है।

- **हेपेटाइटिस बी :** इस वायरस के कारण लिवर में गंभीर बीमारी हो सकती है और अगर आप इसके संवाहक हैं तो यह आपके बच्चे को संक्रमित कर सकता है या गर्भावस्था के दौरान आप संक्रमित हो सकती हैं। आपका बच्चा आमतौर पर बीमार नहीं होगा, लेकिन बाद के जीवन में दीर्घकालिक संक्रमण और लिवर की गंभीर बीमारी हो सकती है। संक्रमण से बचने के लिए आपके बच्चे को प्रतिरक्षित किया जा सकता है। अगर आपको हेपेटाइटिस–बी है तो आपको विशेषज्ञ से संपर्क करना चाहिए।
- **हेपेटाइटिस सी :** यह वायरस गंभीर लिवर बीमारी का कारण है और अगर आप इससे संक्रमित हैं तो आपके बच्चे में इसके जाने का थोड़ा सा जोखिम रहता है। इसे वर्तमान में ही रोका जा सकता है। अगर आप संक्रमित हैं तो एक विशेषज्ञ के पास जाएँ। बच्चे की जाँच जन्म के बाद हो सकती है।
- **एच.आई.वी. (ह्यूमन इम्यूनोडिफिसिएंशी वायरस) :** इसी वायरस की वजह से एड्स होता है। गर्भावस्था के दौरान, प्रसव या जन्म के बाद स्तनपान के माध्यम से एच.आई.वी. संक्रमण बच्चे तक जा सकता है। अपने प्रसव पूर्व की देखभाल में आपको एच.आई.वी.

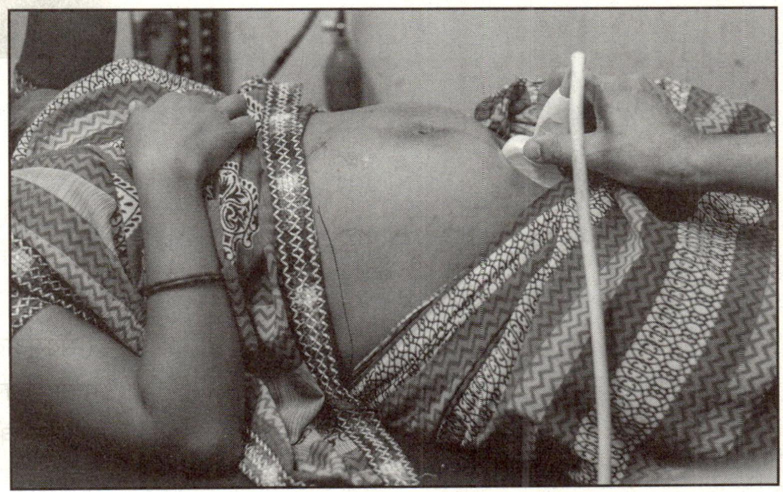

संक्रमण के लिए गोपनीय जाँच की पेशकश की जाएगी। अगर आप एच.आई.वी. पॉजिटिव हैं तो इलाज और देखभाल से बच्चे के संक्रमित होने की संभावना को कम किया जा सकता है।

थायरॉइड प्रोफाइल

थायरॉइड हार्मोन के स्तर की जाँच प्रत्यक्ष या हाइपोथायरॉडिज्म के लक्षण दिखने से पहले उसका पता लगाने के लिए किया जाता है। अगर उसे ठीक नहीं किया गया तो यह आपके बच्चे को प्रभावित करेगा।

अन्य ब्लड टेस्ट करीब 28 से 30वें सप्ताह में हीमोग्लोबिन की जाँच के लिए किया जाता है।

गर्भकालीन मधुमेह का पता लगाना

ग्लूकोज स्क्रीनिंग टेस्ट के माध्यम से गर्भावस्था के 26 से 28वें सप्ताह के बीच जाँच कर गर्भकालीन मधुमेह का पता लगाया जाता है। यह एच.बी.ए.1 सी या जी.टी.टी. हो सकता है। एच.बी.ए.1 सी वह जाँच है, जो आपके पिछले तीन महीने का औसत शुगर लेवल बताता है। जी.सी.टी. टेस्ट क्लीनिक या मेडिकल लैबोरेटरी में किया जाता है। आपको मीठा ग्लूकोज ड्रिंक पीने के लिए दिया जाता है। दो घंटे इंतजार करने के बाद फिर आपका ब्लड टेस्ट किया जाता है। अगर जाँच में पता चलता है कि आप में शुगर का लेवल ज्यादा है तो आपको ग्लूकोज टॉलरेंस टेस्ट (जी.टी.टी.) के लिए कहा जाता है। कई महिलाओं में पॉजिटिव रिजल्ट आने के बाद भी उन्हें गर्भकालीन मधुमेह नहीं रहता।

जिन महिलाओं में मधुमेह का जोखिम ज्यादा रहता है, उन्हें पहले जी.टी.टी. जाँच के लिए कहा जाता है। इस जाँच के लिए बिना नाश्ता किए ग्लूकोज ड्रिंक पीकर ब्लड टेस्ट करवाना होता है। ड्रिंक पीने के एक और दो घंटे बाद ब्लड टेस्ट किया जाता है। अगर आपके टेस्ट का रिजल्ट गर्भकालीन मधुमेह के लिए पॉजिटिव आया तो आपको सलाह दी जाती है कि कैसे अपने गर्भावस्था का ध्यान रखें, ताकि आपका बच्चा भी स्वस्थ रहे। आपको इंडोक्रिनोलॉजिस्ट और डायबिटीज विशेषज्ञ के पास जाने की सलाह दी जाती है।

अल्ट्रासाउंड

साधारण मामलों में महिला का तीन से चार बार अल्ट्रासाउंड किया जाता है, लेकिन कुछ में विशेष कारणों से कई बार इसकी जरूरत पड़ती है। सभी गर्भवती महिलाओं को अल्ट्रासाउंड कराने का प्रस्ताव दिया जाता है—

पहली तिमाही में अल्ट्रासाउंड

गर्भावस्था की शुरुआत में यह पता लगाने के लिए जाँच की जाती है—

- गर्भावस्था की पुष्टि एवं गर्भ की स्थिति
- भ्रूण की हृदय गति
- गर्भ में कितने बच्चे हैं।

दोबारा जाँच गर्भपात की संभावना या जटिलता पर निर्भर करता है अथवा अगर आपका पहले भी गर्भपात हुआ हो तब।

11–13 सप्ताह में एनीयूप्लोइडी स्कैन

(न्यूकल ट्रॉन्सल्यूसेंसी स्कैन)

गर्भावस्था के 11 से 13 सप्ताह के बीच न्यूकल ट्रॉन्सल्यूसेंसी की जाँच की जाती है। यह डाउन सिंड्रोम और क्रोमोसोम की अन्य स्थितियों की प्रारंभिक जाँच के लिए की जाती है, इसलिए सोनोग्राफर कुछ माप लेकर आपके बच्चे की जाँच करता है। अल्ट्रासाउंड का उपयोग आपके बच्चे की गरदन के पीछे तरल पदार्थ की परत की मोटाई का पता लगाने के लिए किया जाता है। यह जाँच फिर 11 से 13 सप्ताह के बीच किए गए ब्लड टेस्ट से मिलाकर और अन्य कारकों, जैसे आपकी उम्र, वजन और गर्भावस्था के सप्ताह से व्यक्तिगत जोखिम का मूल्यांकन किया जाता है। इसका रिजल्ट बताता है कि आपके बच्चे में डाउन सिंड्रोम का कम या ज्यादा जोखिम है। अगर आपको ज्यादा जोखिम है तो आनुवंशिक काउंसलिंग का प्रस्ताव देकर अन्य विकल्पों पर चर्चा की जाती है।

3-डी 4-डी एनोमली (अनियमितता) स्कैन

इस विस्तृत अल्ट्रासाउंड को गर्भावस्था के 18 से 20 सप्ताह के बीच मस्तिष्क, हृदय और अन्य महत्त्वपूर्ण अंगों में संरचनात्मक या शारीरिक रूप से

असामान्यता का पता लगाने के लिए किया जाता है। मेडिकल कारणों से अन्य जाँचों का भी प्रस्ताव दिया जा सकता है।

कार्डिक अल्ट्रासाउंड (भ्रूण का ईको)

अगर आपको मधुमेह है, परिवार में हृदय रोग का इतिहास हो या उच्च न्यूकल ट्रॉन्सल्यूसेंसी की मोटाई होने पर 22 से 24 सप्ताह के आसपास कई बार कार्डिक स्कैन (भ्रूण का ईको) किया जाता है। आपके बच्चे के हृदय और जुड़ी हुई वाहिका (ब्लड वेसल्स) की विस्तृत जाँच इस क्षेत्र में विशेष दक्षता रखनेवाला सोनोग्राफर करता है।

तीसरे सप्ताह का अल्ट्रासाउंड

(विकास की निगरानी)

अगर आपको पूर्व की गर्भावस्था में जटिलता थी या वर्तमान गर्भावस्था में कुछ समस्या विकसित हो गई हो तो आपको तीसरी तिमाही में अन्य जाँचों का प्रस्ताव दिया जा सकता है। अगर एनोमली स्कैन के वक्त आपकी गर्भनाल नीचे की तरफ हो तो 32वें सप्ताह पर दोबारा स्कैन किया जा सकता है। अगर आपको गर्भाविधि मधुमेह है, प्रीइक्लैंपसिया है या गर्भ में एक से अधिक बच्चे हैं तो आपको अतिरिक्त जाँचों का प्रस्ताव दिया जाता है।

कोरिओनिक विलस सैंपलिंग (सी.वी.एस.)

अगर पूर्व की जाँच से सलाह मिलती है कि आपके बच्चे में उच्च जोखिम का आनुवंशिक असामान्यता है, आपको कोरिओनिक विलस सैंपलिंग (सी. वी.एस.) का प्रस्ताव दिया जा सकता है। सी.वी.एस. में गर्भनाल का ऊतक (टिश्यू) लिया जाता है। यह तब किया जाता है, जब जाँच करनेवाला आपकी गर्भनाल को देख सकता है। यह जाँच गर्भावस्था के 10वें से 14वें सप्ताह के बीच किया जाता है और इसमें गर्भपात का थोड़ा जोखिम रहता है।

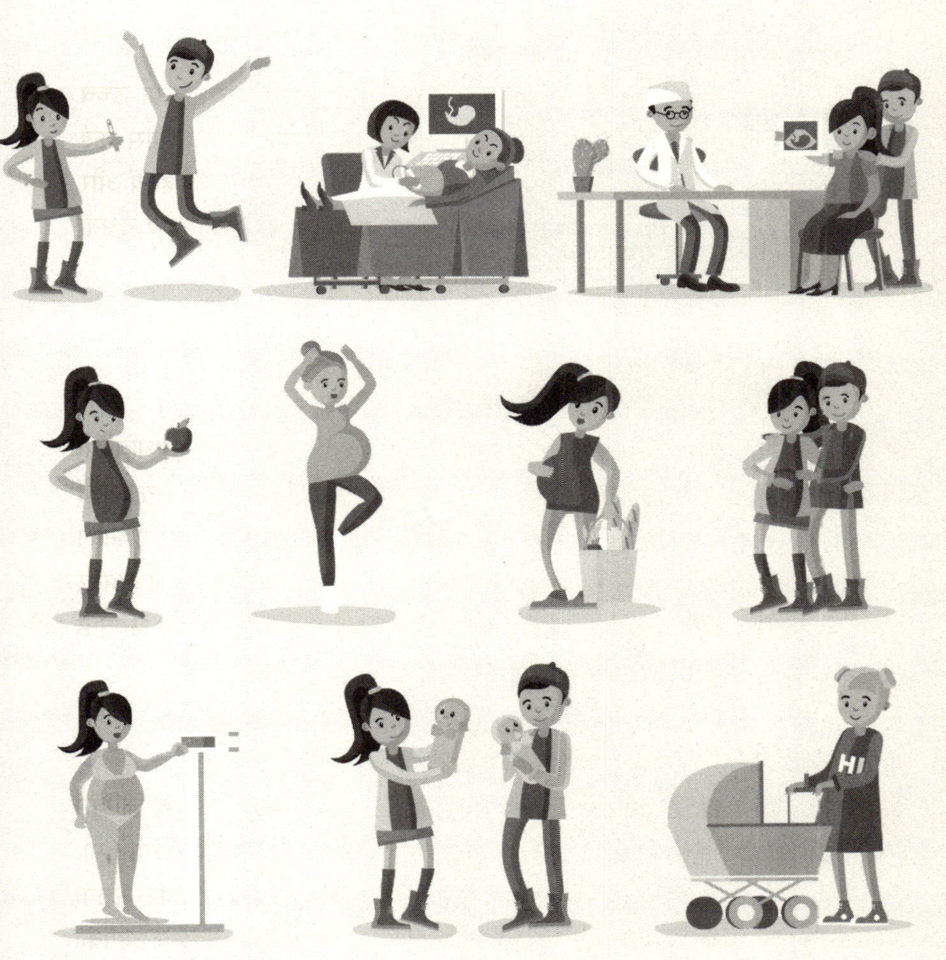
HI

एमनिओसेंटेसिस (गर्भ के तरल की जाँच)

पूर्व में की गई जाँच से अगर यह पता चलता है कि आपके बच्चे में आनुवंशिक बीमारी का अत्यधिक जोखिम है तो एमनिओसेंटेसिस का प्रस्ताव दिया जाता है। एमनिओटिक तरल (आपका बच्चा जिस तरल पदार्थ के आसपास रहता है) से सोनोग्राफी के नियंत्रण में सैंपल लेकर एमनिओसेंटेसिस किया जाता है। आमतौर पर यह गर्भावस्था के 13 से 18 सप्ताह के बीच किया जाता है। यह जाँच आपको 100 प्रतिशत निश्चितता देगी। इस जाँच में थोड़ा सा जोखिम गर्भपात का भी है। हालाँकि कोरिओनिक विलस सैंपलिंग की तुलना में एमनिओसेंटेसिस में गर्भपात का जोखिम कम है।

□

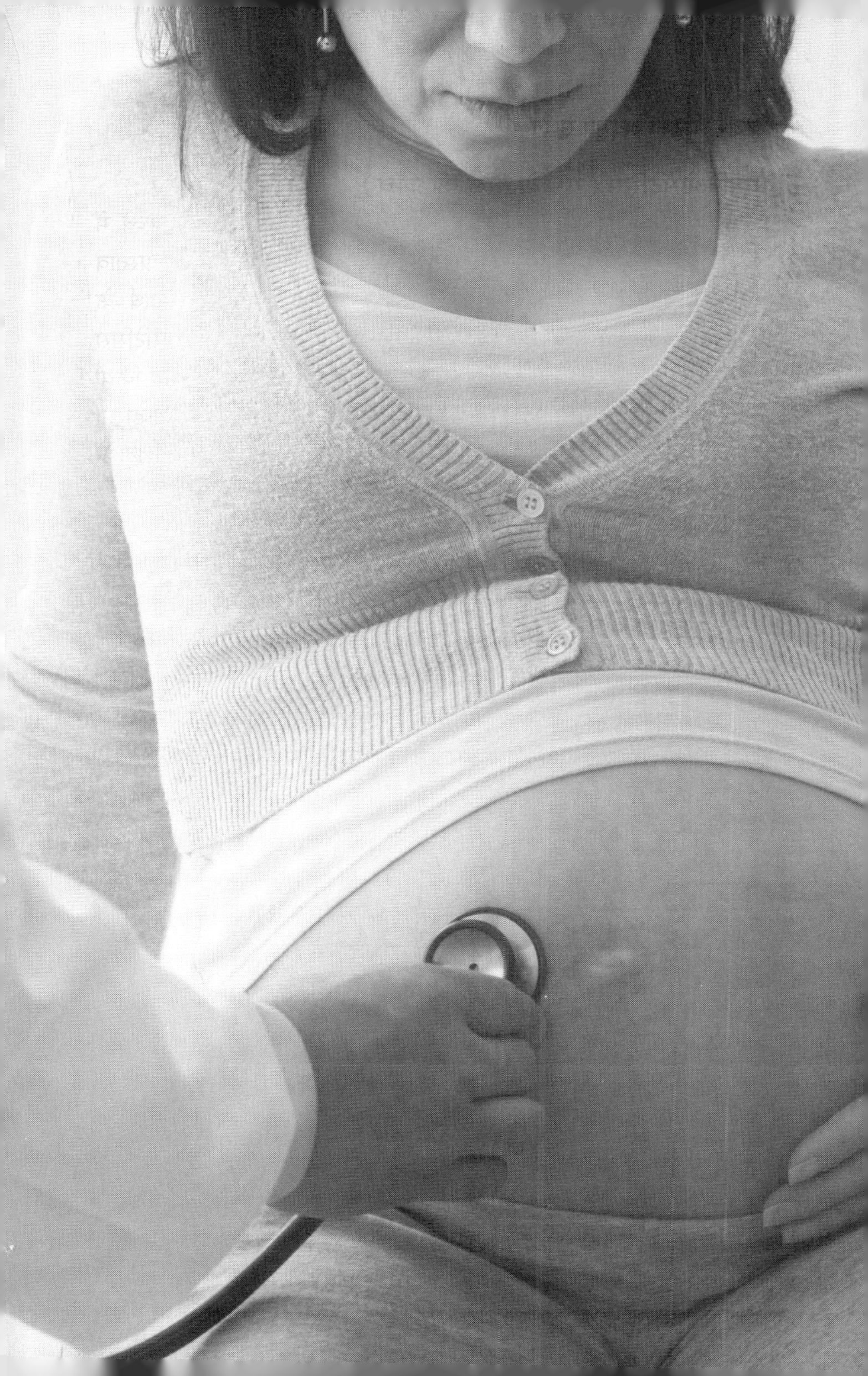

7

उच्च जोखिम गर्भावस्था

जब भी माँ या बच्चे या दोनों में जोखिम बढ़ता है तो उसे उच्च जोखिमवाली गर्भावस्था कहते हैं।

माँ या बच्चे में जोखिम का कारण गर्भ-धारण करने से पहले से मौजूद हो सकता है या गर्भावस्था के दौरान विकसित हो सकता है। इस वजह से उन सभी कारकों को जानना जरूरी है, जिससे गर्भावस्था और प्रसव का सही तरीके से प्रबंधन हो जाए और माँ व बच्चे की सही देखभाल हो।

भारत में मातृ मृत्यु दर और शिशु मृत्यु दर ज्यादा रहने का कारण शुरुआती दौर में जोखिम का पता लगाने में अक्षमता है। इस पर विशेष ध्यान देने की जरूरत है।

जोखिम के कारण—

(अ) माँ के कारण—

1. माँ की लंबाई (हाइट) 1.5 मीटर (5 फिट) से कम हो।
2. माँ का वजन 45.5 कि.ग्रा. (100 पाउंड) से कम हो।
3. मोटापा
4. माँ की उम्र 20 वर्ष से कम हो।
5. माँ की उम्र 35 वर्ष से अधिक हो।
6. पहले सिजेरियन डिलीवरी हुई हो।
7. गर्भावस्था से पहले या उस दौरान चिकित्सकीय विकार, जैसे उच्च रक्त चाप (हाई ब्लड प्रेशर)

- मधुमेह

- गंभीर एनीमिया
- हार्ट अटैक
- मिर्गी (खैंच)
- मनोवैज्ञानिक विकार
- गुर्दा विकार (किडनी डिशऑर्डर)
- हार्ट के वॉल्व में समस्या
- दमा
- संधिशोथ (रेयूमेटाइड आर्थराइटिस)
- लूपस आदि।

8. गर्भावस्था के पहले या उस दौरान ड्रग का उपयोग, शराब या धूम्रपान की आदत, दवाइयाँ जैसे एंटीडिप्रेसेंट, एंटिकंवलसंट ड्रग।
9. माँ का आर.एच. निगेटिव ब्लड ग्रुप है।
10. पूर्व के गर्भ-धारण में इस तरह की समस्या, जैसे—
    - समय से पूर्व प्रसव-पीड़ा
    - सूजन के साथ उच्च रक्तचाप
    - ऐंठन (कॉन्वलशन) खेंच
    - गर्भनाल का गर्भाशय में रह जाना या बाद में रक्तस्राव।
11. गर्भावस्था के दौरान संक्रमित बीमारी होना, जैसे—
    - एच.आई.वी.
    - हेपेटाइटिस सी
    - सिफिलिस
    - टोक्सोप्लाज्मोसिस
    - चेचक।
12. पहली गर्भावस्था (प्राइमी ग्रेविडा) में नाल पृष्ठ गर्भ-स्थिति (ब्रीच प्रजेंटेशन)।
13. गर्भनाल गर्भाशय के ऊपरी हिस्से की जगह नीचे हो (इससे रक्तस्राव होता है)।

(ब) भ्रूण से संबंधित कारण—

1. अल्ट्रासाउंड परीक्षण में जन्मजात विसंगति की संभावना।
2. भ्रूण का विकास बाधित होना या जन्म के समय कम वजन की आशंका।
3. गर्भ में कई बच्चे (जुड़वाँ, तीन या उससे अधिक)।
4. पूर्व में समय पूर्व प्रसव का इतिहास या पूर्व की गर्भावस्था में भ्रूण की मौत हो गई हो।

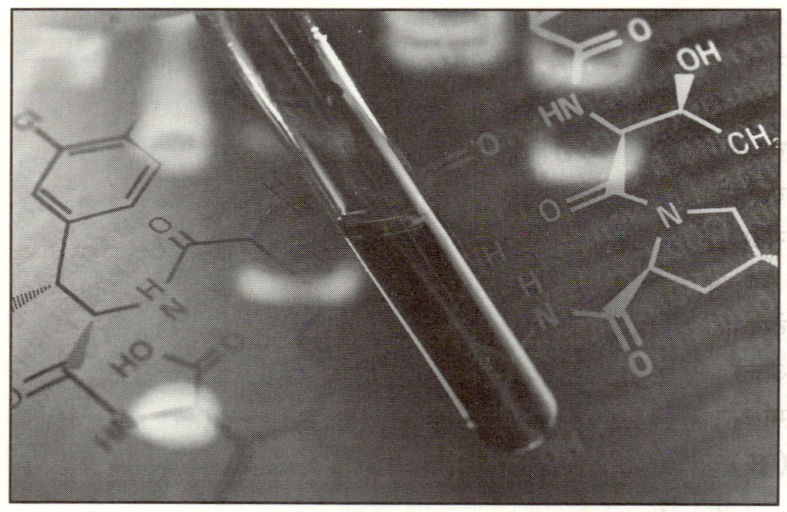

ये उपर्युक्त कारण माता या बच्चे या दोनों के लिए हानिकारक हो सकते हैं। इस वजह से ऐसे मामले में एक डॉक्टर (प्रसूति विशेषज्ञ और स्त्री रोग विशेषज्ञ) और उनकी अनुभवी टीम द्वारा माँ और बच्चे की प्रसव से पूर्व, प्रसव के दौरान और प्रसव के बाद देखभाल करना आवश्यक है। प्रत्येक उच्च जोखिम वाली गर्भावस्था की निगरानी और प्रसव ऐसे सेंटर में करवानी चाहिए, जहाँ सभी तकनीक और एन.आई.सी.यू. (नियोनेटल इंटेंसिव केयर यूनिट) हो। माँ और बच्चे की किसी तरह की जटिलता का ऐसी जगह पर प्रभावी तरीके से इलाज किया जा सकता है।

नवजात शिशुओं से संबंधित उच्च जोखिमवाली गर्भावस्था में प्रसव के

लिए माँ को बाहरी सेंटर (पेरिफेरल सेंटर) में भेजना आसान होता है; लेकिन नवजात के साथ निपटना मुश्किल होता है। जब उच्च गुणवत्ता और तत्काल जटिल इलाज की जरूरत होती है तो यह उपलब्ध नहीं होता या डिलीवरी सेंटर में संभव नहीं होता। कुछ मामलों में सबकुछ सामान्य रहता है; लेकिन नवजात में जन्म के तुरंत बाद ही कुछ अज्ञात जटिलताएँ विकसित हो सकती हैं और माता-पिता एन.आई.सी.यू. के लिए टरशियरी सेंटर में ले जाना चाहते हैं। लेकिन नवजात के पास इतना समय नहीं होता। नवजात के लिए पहले कुछ मिनट (प्रसव के तुरंत 5 मिनट बाद) का समय सबसे महत्त्वपूर्ण समय होता है और यही वह समय होता है, जिसमें तय होता है कि वह बचेगा या नहीं।

अगर हम इस स्थिति का विश्लेषण करेंगे तो स्पष्ट रूप से अनिवार्य है कि बच्चा जब गर्भ में है, तभी उसे अच्छे से सुसज्जित अनुभवी सेंटर में स्थानांतरित कर दिया जाए (इनयूट्रो ट्रांसपोर्ट)। अगर बच्चा प्रसव से पहले इस तरह के सेंटर में पहुँच गया है तो वहाँ जन्म के बाद आसानी से उसका इलाज हो जाएगा।

अगर गर्भावस्था उच्च जोखिमवाली है और लगता है तो बच्चे की अतिरिक्त देखभाल और इलाज की जरूरत पड़ेगी। यह सलाह दी जा सकती है कि प्रसव अच्छे, अनुभवी और जहाँ सारे संसाधन हों, वैसे सेंटर में करवाना चाहिए, जहाँ माँ और बच्चे—दोनों की अच्छे से देखभाल हो।

(स) आई.वी.एफ. गर्भावस्था खुद में उच्च जोखिमवाली होती है—

ऐसे कई अस्पष्ट कारण हैं, जिनकी वजह से वंध्यत्व होता है। इनके कारण गर्भावस्था उच्च जोखिमवाली हो जाती है, जैसे—

- उम्र
- मोटापा
- मधुमेह
- हाइपरटेंशन
- पूर्व में पेट/पेल्विक की बड़ी सर्जरी।

जब गर्भ-धारण ही मुश्किल है, तब उसको गँवा कैसे सकते हैं ?

□

सगर्भावस्था

प्रसव पूर्व विकास के बारे में जानकारी

मुख्य रक्तनलिका की रचना होती है

मज्जातंतूकीय नली की रचना होती है जिसमें से करोड़ और करोड़रज्जु का विकास होता है

गर्भ

हाथ (ऊपरी अंग) के अंकुर निकलते हैं

गर्भ की त्वचा एक कोशिय घनी है जिसकी वजह से त्वचा पारदर्शक है

गर्भ

पैर (निचले अंग) के अंकुर निकलते हैं

6 हफ्ते का गर्भ होता है जिसकी साइज 4 मि॰मी॰ है और गर्भथैली G SAC की साइज 25 मि॰मी॰ है

गर्भ

हथेली हाथ की रचना

7 हफ्ते का गर्भ
5-13 मि॰मी॰ साइज
0.8 ग्राम वजन

गर्भ

जालीदार अंगुलियाँ और अगूंठा

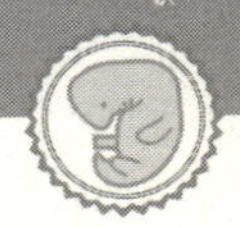

8 हफ्ते का गर्भ
14-20 मि॰मी॰ साइज
3 ग्राम वजन

गर्भ

अंगुलियाँ और अगूंठे अलग होते हैं

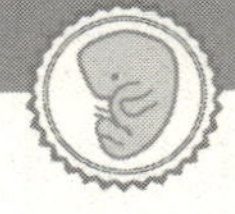

9 हफ्ते का गर्भ
22-30 मि॰मी॰ साइज
4 ग्राम वजन

भ्रूण

लिंग के भेद दिखते हैं

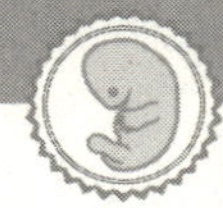

10 हफ्ते का गर्भ
31-42 मि॰मी॰ साइज
5 ग्राम वजन

भ्रूण

आँखों की पलकें बनना

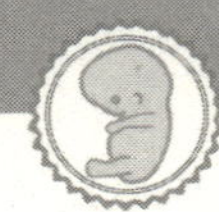

11-12 हफ्ते का गर्भ
61 मि॰मी॰ साइज 9-13 ग्राम वजन, दिल की धड़कन 145 प्रति मिनट

भ्रूण

आँखों की पुतली बनना

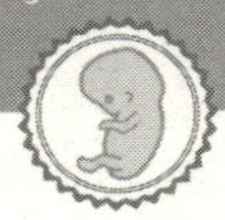

13-14 हफ्ते का गर्भ
80-113 मि॰मी॰ साइज
25 ग्राम वजन

भ्रूण

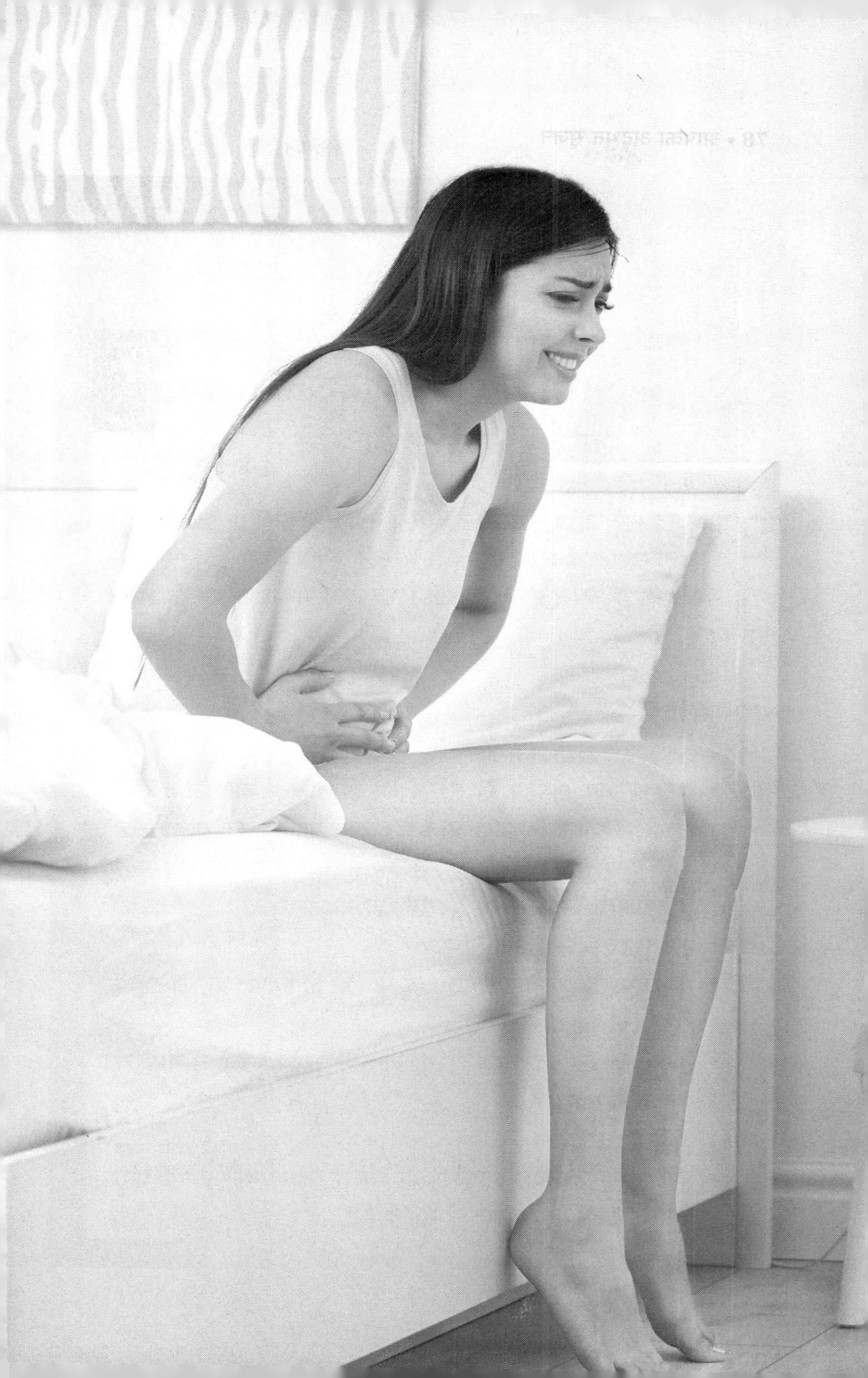

8

गर्भावस्था में जटिलता और चेतावनी के संकेत

अधिकतर महिलाओं में सामान्य स्वस्थ गर्भावस्था होती है; लेकिन उनके मन में सवाल रहता है कि डॉक्टर को कब कॉल की जाए?

गर्भावस्था के दौरान होनेवाले कुछ चेतावनी के संकेत तिमाही के आधार पर दिए जा रहे हैं।

पहली तिमाही—

(1) योनि से रक्तस्राव (वजाइना से ब्लीडिंग)—

- हलका स्राव सामान्य है। लेकिन अधिक मात्रा में, गाढ़े लाल रंग में ब्लीडिंग होने पर आपको अपने डॉक्टर से संपर्क करना चाहिए।
- यह गर्भपात का लक्षण हो सकता है या अस्थानिक गर्भ-धारण (एक्टोपिक प्रेग्नेंसी—नली में गर्भ) हो सकता है।

(2) पेट में दर्द—

- अगर यह दर्द बहुत तेज मरोड़ के साथ हो तो गर्भपात के जोखिम का कारण हो सकता है।
- अगर यह तेज है तो यह अस्थानिक गर्भ-धारण (नली में गर्भ) का संकेत हो सकता है।

(3) बेहोशी का दौरा—

- अगर आपको अचानक बेहोशी आ जाए तो यह अस्थानिक गर्भ-धारण (नली में गर्भ) का संकेत हो सकता है।

(4) अत्यधिक मिचली और उल्टी—

- गर्भावस्था के दौरान कुछ मिचली और उलटी सामान्य है।
- अगर यह बहुत गंभीर है और मरीज कुछ भी बरदाश्त नहीं कर सकता और यह रोजाना की गतिविधियों को प्रभावित या बाधित करता है और इसकी वजह से वजन कम होना, उलटी-दस्त, चक्कर आना, इलेक्ट्रोलाइट का असंतुलित होना है, तो तत्काल अपने डॉक्टर से संपर्क करने की जरूरत है।

(5) बुखार $100^{0}.0$-$101^{0}.0$ F (फारेनहाइट) से ज्यादा हो।

(6) पैरापिंडली में खिंचाव या पैर में सूजन तथा गंभीर सिरदर्द—

- क्योंकि गर्भावस्था गंभीर स्कंदन (हाइपर कोएग्युलेशन) की अवस्था है, अतः इसकी वजह से पैरों में ऐंठन पैदा हो सकती है। अगर यह निचले हाथ-पैर को प्रभावित करता है और अगर यह दिमाग को प्रभावित करता है तो इससे गंभीर सिरदर्द होगा। गंभीर सिरदर्द होने पर आपको अपने रक्तचाप की जाँच करवानी पड़ेगी; क्योंकि कई बार उच्च रक्तचाप के कारण भी सिरदर्द बढ़ता है।

(7) अंतर्निहित बीमारियों, जैसे—थायरॉइड, रक्तचाप, मधुमेह, दमा की तीव्रता।

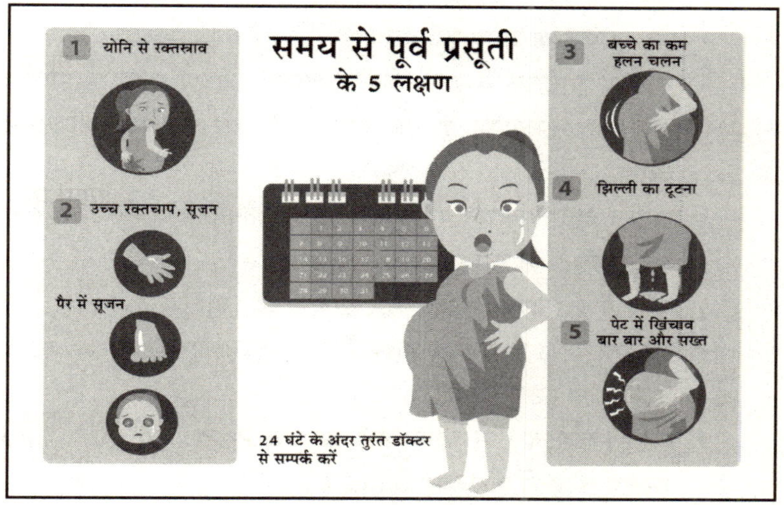

दूसरी और तीसरी तिमाही—

(1) योनि से रक्तस्राव (वजाइना से ब्लीडिंग)—

- अगर यह दूसरी तिमाही में हो रहा है तो यह गर्भनाल गर्भाशय के निचले हिस्से में होने के कारण हो सकता है।
- अगर यह पेट के निचले हिस्से में दर्द के साथ हो रहा है तो यह गर्भनाल के एकाएक टूटने; यानी गर्भनाल के गर्भाशय से अलग होने, के कारण हो सकता है।

(2) गंभीर मिचली और उलटी।

(3) बच्चे/भ्रूण की गतिशीलता—यदि इसमें गिरावट आती है तो यह आपके लिए चिंता का विषय है।

- सामान्य तौर पर रोजाना कम-से-कम 10-11 मूवमेंट (गतिशीलता) होनी चाहिए।
- लेकिन अगर आपको कम मूवमेंट लगे तो पहले कुछ खाएँ या पिएँ और अपने पीछे की तरफ सहारा देकर बैठ जाएँ और कुछ देर तक मूवमेंट का इंतजार करें। अगर आप भ्रूण में कुछ भी मूवमेंट महसूस नहीं कर रही हैं तो अपने डॉक्टर से संपर्क करें।

(4) दूसरी तिमाही में संकुचन (कॉन्ट्रेक्शन)—

- यह गर्भपात या समय पूर्व प्रसव के संकेत हैं।
- सामान्य शारीरिक ब्रेक्सटन हिक्स संकुचन, जो हर मरीज में होता है और यह अप्रत्याशित है, गैर-लयबद्ध है और तीव्रता में वृद्धि नहीं करता।
- लेकिन अगर संकुचन की अवधि 10 से अधिक है या नियमित है तो अपने डॉक्टर से संपर्क करें।

(5) नजर में धुँधलापन, सिरदर्द और सीने में दर्द (हार्ट बर्न)—

- यह गर्भावस्था से संबंधित हाइपरटेंशन (पी.आई.एच.) है।

(6) झिल्ली का टूटना—

- योनि (वजाइना) से साफ पानी का तेज रिसाव। यह एमनिओटिक झिल्ली के टूटने की वजह से होता है।

(7) बेहोशी के दौरे।

(8) बुखार 100^{0}–101^{0} F (फारेनहाइट) से अधिक।

(9) पैर, हाथ और चेहरे पर सूजन।

(10) गंभीर कमर दर्द।

गर्भावस्था के दौरान छोटी, लेकिन सामान्य समस्या

सभी गर्भावस्था में निम्न समस्याएँ सामान्य हैं। लेकिन ये चेतावनी के संकेत नहीं हैं। ये सभी शारीरिक बदलाव के कारण होती हैं।

- बार-बार पेशाब आना।
- बिना खुजली के ही गैर-विशिष्ट स्राव (नॉन स्पेशिफिक डिस्चार्ज)।
- हार्टबर्न/कब्ज।
- मनोदशा में बदलाव/हार्मोन में बदलाव के कारण चिड़चिड़ापन।
- असंयम—तनाव, खाँसी और छींकने के दौरान पेशाब हो जाना।

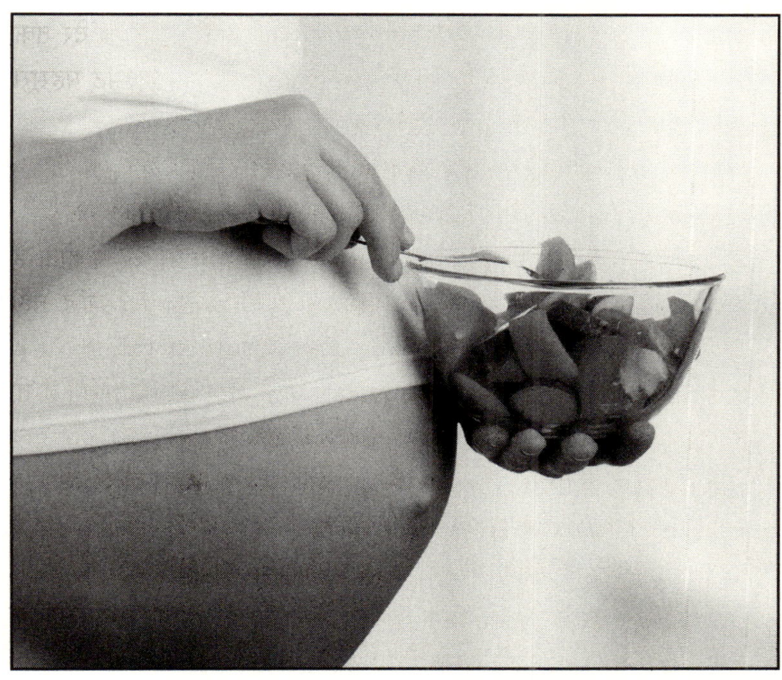

- खुजली।
- स्तन से स्राव असामान्य है।

नाक से खून बहना सामान्य है और अगर यह प्रचुरता से तथा नियमित हो रहा है तो ई.एन.टी. (कान, नाक, गला) के डॉक्टर से संपर्क करें।

पाइल्स—मलद्वार के बाहर गाँठ या सूजन हो सकती है।

□

9

गर्भावस्था के दौरान स्वास्थ्य

गर्भावस्था आपके जीवन का सबसे अद्भुत और निर्मल अवस्था है। आप इस चरण को पहले से योजना बनाकर अपने एवं अपने बच्चे को और भी स्वस्थ बना सकते हैं।

स्वस्थ गर्भावस्था के लिए अच्छा स्वास्थ्य प्राप्त करना और उसे बरकरार रखना बहुत ही जरूरी है। सबसे पहले एक विशेषज्ञ से संपर्क कीजिए, जो आपको गर्भावस्था के विभिन्न चरणों के बारे में मार्गदर्शन देगा।

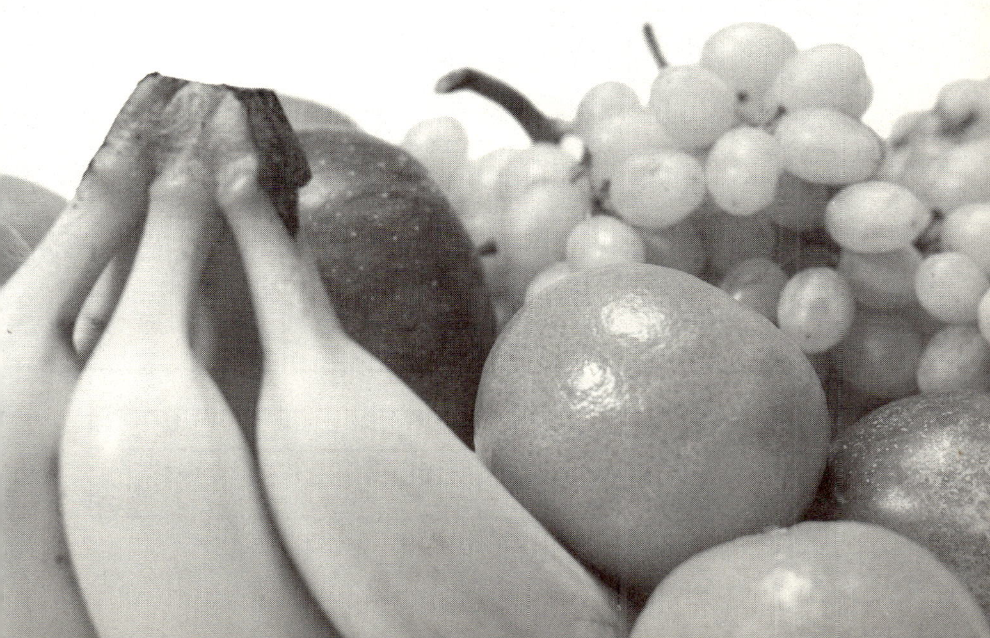

गर्भवती महिला के लिए आहार योजना

प्रस्तावित : 2175 किलो कैलोरी (सुस्त गर्भवती महिला के लिए) 2525 किलो कैलोरी (मध्यम कार्यरत गर्भवती महिला के लिए) 3225 किलो कैलोरी (अति कार्यरत गर्भवती महिला के लिए)

प्रोटीन 65 ग्राम (प्रतिदिन)

भोर	6:00 बजे	चाय, कॉफी या दूध	150 मि.ली.
नाश्ता	8:00–8:30 बजे के बीच	इडली–4, डोसा–4, रोटी–4, उपमा–4, बटाटा पोंवा, सांभर, चटनी, रसेदार सब्जी, अंडे या पनीर/ढोकला	100 मि.ली. खीरा 100 ग्राम आटा 100 ग्राम रवा 4 कप 1 कप 1, 35 ग्राम
सुबह	10:30–11:00 बजे के बीच	फलों का सलाद सब्जियों का सलाद बटरमिल्क शाकाहारी सूप, मांसाहारी सूप, मेवे और नट्स	200 ग्राम 1 कप 150 मि.ली. 150 मि.ली. 50 ग्राम
दोपहर का खाना	12:30–1:30 बजे के बीच	चावल या रोटी और दाल और सब्जियाँ और हरे पत्ते की सब्जी और सलाद और मांसाहार सोयाबीन और पनीर और दही	3 कप 3, 1 कप 1 कप 1 कप 1 कप, 75 ग्राम 25 ग्राम 50 ग्राम और 1 कप
चाय का वक्त	4:00–6:00 बजे के बीच	चाय, कॉफी, दूध, मूँगफली अंकुरित कठोर ब्रेड टोस्ट और शाकाहारी सैंडविच चीज के साथ हरे चने की दाल पायासम ब्रेड पुडिंग और गाजर का हलवा	150 मि.ली., 100 ग्राम 1 कप 2 स्लाइस 1 सैंडविच 200 ग्राम 1 कप 1 कप
रात का खाना	8:00–9:00 बजे के बीच	चावल रोटी/भाकरी/थेपला पराँठा और दाल, सब्जियाँ, सलाद, दही	3 कप 4 नंग 1 कप 2 कप 1 कप और 1 कप
अनुदेश	नोट : सोते समय गर्म दूध—150 मि.ली./1 कप—100 मि.ली.		
शामिल करना	सब्जियाँ, सलाद, अंकुरित अनाज, शाकाहारी सूप, फल		
खुराक की दैनिक मात्रा	तेल 3–4 छोटी चम्मच (15–20 मि.ली.), चीनी 3–4 (15–20 मि.ली.), नमक 8 ग्राम (डेढ़ छोटी चम्मच)		

गर्भावस्था में पोषण

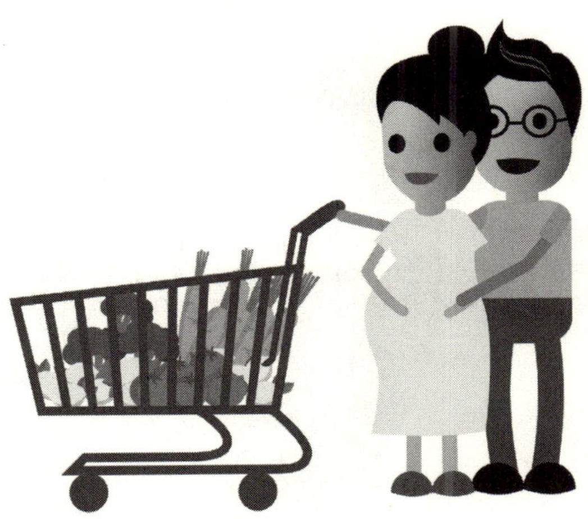

सामान्य गर्भावस्था में सरेराश वजन बढ़ना

प्रथम तिमाही : 0.5-1.8 किग्रा इस दरमियान बढ़ता है

दूसरी और तीसरी तिमाही : 0.36-0.45 किग्रा/हफ्ते

कुल वजन की बढ़ताः 11.5-16 किग्रा

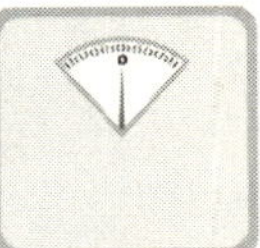

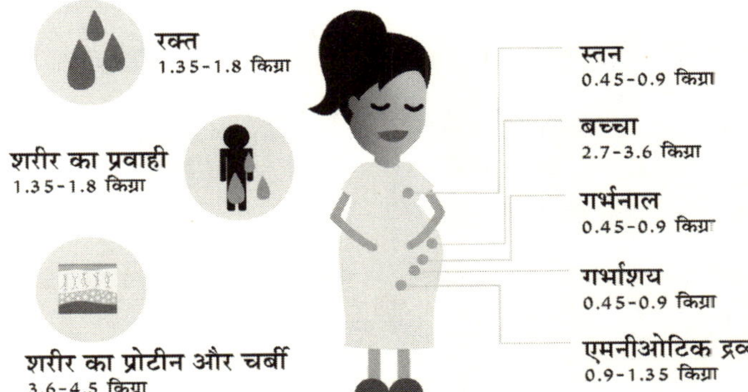

हर रोज के पोषक तत्व

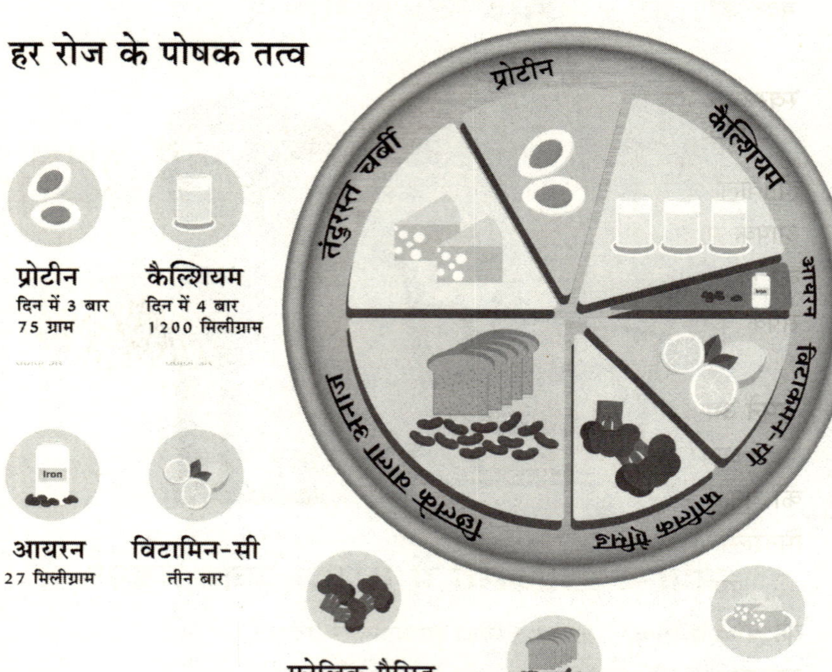

इन खाद्य पदार्थों से बचें

शार्क, तुना मछली ज्यादा पारा होते हैं

कच्चे/आधेपके एनीमल चीज

शराब/कैफीन

गाय का दूध कम मात्रा में लें क्योंकि वे बच्चे का वजन ज्यादा बढ़ाता है

जो जरूरी नहीं है वो पदार्थ

जिसमें ज्यादा चीनी हो वैसा खुराक

गर्भावस्था के दौरान कुछ बातें अच्छा स्वास्थ्य बरकरार रखने में आपकी मदद करेंगे। वे हैं—

स्वस्थ्य वजन प्राप्त करें

उचित वजन बरकरार रखने से अधिक वजन और मोटापे के कारण होनेवाली जटिलताओं के जोखिम को कम किया जा सकता है। आपका और आपके साथी—दोनों ही परिवारों की मेडिकल हिस्टरी (चिकित्सकीय इतिहास) को लें। अगर आप कुछ ऐसा पाते हैं, जो चिंताजनक है तो अपने डॉक्टर से संपर्क करें।

अपने आहार को नियंत्रित करें—

आपके और आपके बच्चे के आदर्श विकास के लिए उचित पोषण को बनाए रखना महत्त्वपूर्ण है। संतुलित आहार लें, जिसमें प्रोटीन, विटामिन्स, मिनरल्स जैसे—आयरन, कैल्सियम, फोलिक एसिड आदि भरपूर मात्रा में हों।

प्रसव पूर्व का सप्लीमेंट लें, विशेषकर पहले तीन महीने में फोलिक एसिड। यह बच्चे के दिमाग के विकास के लिए महत्त्वपूर्ण है। इसके अलावा, प्रसव पूर्व आयरन और कैल्सियम नियमित लेते रहें।

तरल पदार्थ—

गर्भावस्था के दौरान प्रवाही (फ्लूड) का आदर्श स्तर पर सेवन महत्त्वपूर्ण है, क्योंकि इससे पाचन में मदद मिलती है, पोषण का संचार होता है और विकास होता है। यह डिहाइड्रेशन को भी रोकता है।

अत्यधिक मात्रा में शक्कर व नमक लेने से बचें, क्योंकि इससे हाइपरटेंशन और मधुमेह का जोखिम रहता है।

शांत रहें और कैफीन का सेवन कम करें। कब्ज से बचने के लिए फाइबर ज्यादा लें।

स्वच्छता (हाइजिन)—

व्यक्तिगत स्वच्छता का ध्यान रखें। अपने आसपास को साफ रखें, ताकि संक्रमण से बच सकें।

दाँतों की सफाई—

दाँतों की देखभाल महत्त्वपूर्ण है। अगर कोई समस्या है तो अपने डेंटिस्ट (दाँत के डॉक्टर) से संपर्क करें।

नहाना—

रोजाना स्नान करें और फिसलन से सावधान रहें। अपने आप को उन गतिविधियों में शामिल करें, जो पॉजिटिव (सकारात्मक) बनाते हैं।

आपको उचित आराम और पूरी नींद, रात में कम-से-कम 8 घंटे और दोपहर में 2 घंटे, लेनी चाहिए।

□

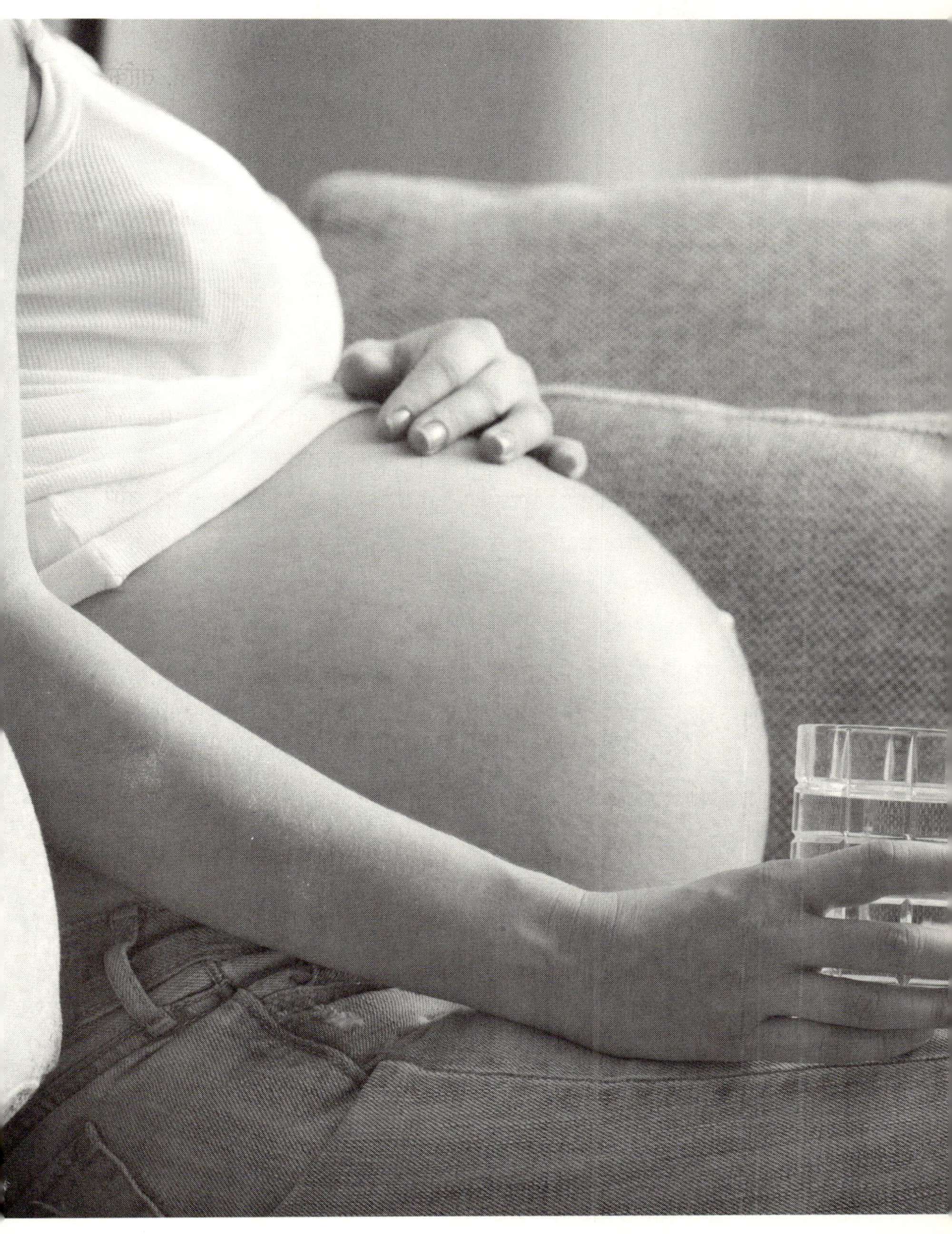

10

गर्भावस्था में सावधानी

जैसे ही आपको प्रेग्नेंसी टेस्ट का रिजल्ट पॉजिटिव मिलता है, आपको चिंता होने लगती है कि क्या करें और क्या खाएँ। इसमें संदेह नहीं कि महिला के जीवन में गर्भावस्था सबसे रोमांचक और सबसे चिंताजनक समय होता है। डर का कारण भ्रूण को नुकसान पहुँचानेवाले कुछ कारक टेरेटोजन हो सकते हैं, जिससे बच्चे में जन्मजात विकार या बच्चे को नुकसान हो सकता है, जो दवा, केमिकल, संक्रमण आदि से होता है। दोस्तों और शुभचिंतकों के कुछ सुझाव सुनकर अमल में लाने लायक है, बाकी गैर-सिद्ध तथ्य हैं।

आपका डॉक्टर ही सही व्यक्ति है, जो आपको बता सकता है कि आपके बच्चे के लिए क्या नुकसानदायक है।

आहार को लेकर सावधानी—

अत्यधिक मात्रा में समुद्री भोजन और मछली खाने से बचें, क्योंकि कुछ मछलियों में बहुत ज्यादा मात्रा में पारा (मर्करी) रहता है।

कैफीन—

कुछ लोगों का मानना है कि कैफीन की वजह से समय पूर्व प्रसव होता है और जन्म के समय बच्चे का वजन कम रहता है। इसकी विस्तृत जानकारी के लिए भोजन और पोषण से संबंधित अध्याय-5 देखें।

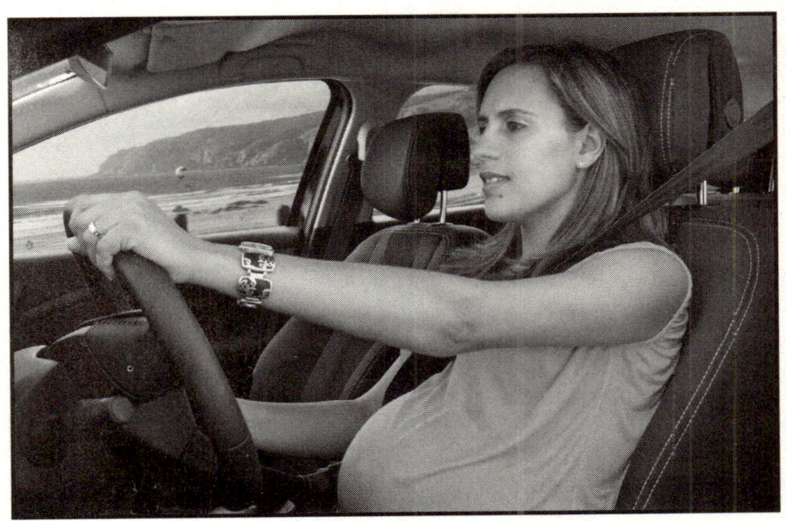

व्यसनों की लत—

धूम्रपान और निष्क्रिय (पैसिव) धूम्रपान से बचें। इसके कारण बच्चे का विकास रुक सकता है और गर्भपात की आशंका हो सकती है। अधिक मात्रा में शराब का सेवन करने से बच्चे में जन्मजात विकार, जिसे 'फीटल अल्कोहल सिंड्रोम' कहते हैं, हो सकता है। इसलिए शराब की मात्रा कम करें या पूरी तरह से बंद कर दें।

दवाइयाँ—

- हर्टबर्न के लिए बेकिंग (मीठा) सोडा लेने से बचें; लेकिन बादाम भिगोकर ले सकती हैं।
- ब्रूफेन और अन्य पेन किलर दवाइयाँ लेने से बचें।
- जुलाब (लेक्सेटिव) और मूत्र-वर्धक (डाइयूरेटिक्स) से बचें।
- मन-मर्जी से दवा लेने और दवा काउंटर से पूछकर दवा लेने से बचें।

भोजन पर नियंत्रण—

- कच्चे मांस, मछली या अंडे को खाने से बचें।

- केवल बिना मलाई का दूध ही पिएँ। ज्यादा गरम पानी और सोना बाथ से बचें, क्योंकि इससे ज्यादा गरमी मिलती है और बच्चे का विकास बाधित होता है।

पालतू पशुओं पर नियंत्रण—

- बिल्ली के मल से बचें, क्योंकि यह टॉक्सोप्लासमोसिस (एक परजीवी संक्रमण) का कारण बन सकता है।
- वीडियो डिस्प्ले टर्मिनल, केमिकल से दूरी बनाएँ (यदि आप फैक्टरी में काम करती हैं तो)।

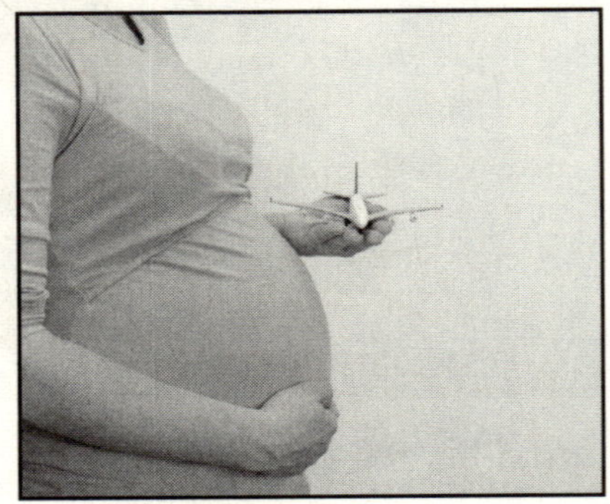

आप क्या कर सकती हैं—

- करवट होकर सोएँ।
- दोपहर में 1–2 घंटे की झपकी लें।
- स्टेप स्कूल का उपयोग ऊपरी शेल्फ तक पहुँचने के लिए करें।
- तरल चीजें एवं पानी खूब पिएँ।
- तनाव से बचें।
- अपने बदलते आकार को समायोजित करने के लिए अपनी कार की सीट को समायोजित (एडजस्ट) करें।

आप क्या नहीं कर सकती हैं—

- वजन उठाने के दौरान अपनी साँस रोककर न रखें।
- भारी चीजें उठाने से बचें।
- लंबे समय तक न बैठें या जब आपको असुविधा हो तो अपनी पॉजीशन (स्थिति) बदलें।
- पर्याप्त आराम करें।
- बिना दस्ताने पहने पालतू जानवरों को साफ न करें और न ही बागबानी करें।

- मल-त्याग के समय ज्यादा जोर न दें।
- ज्यादा व्यायाम न करें। अगर आपको साँस लेने में परेशानी हो रही है तो आराम करें।

गर्भावस्था के दौरान यात्रा—

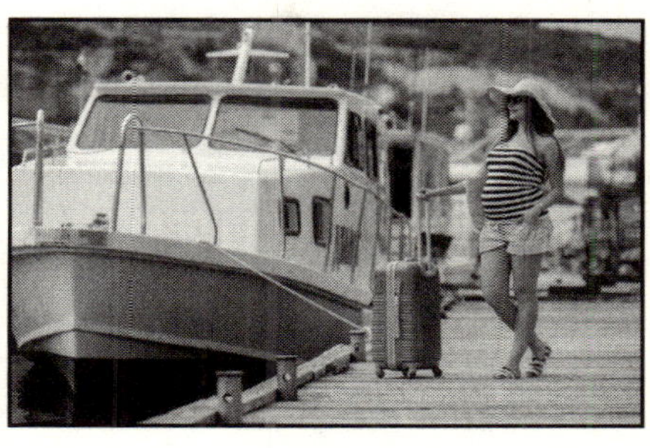

- जब तक आपकी गर्भावस्था में कोई जोखिम या चिंता नहीं है, गर्भावस्था के शुरुआती दौर में यात्रा करना सुरक्षित है। गर्भावस्था में बाद के समय में अपने डॉक्टर की सलाह पर यात्रा करें।
- यदि गर्भावस्था में कोई जटिलता नहीं है और आप आराम महसूस कर रही हैं तो कभी भी यात्रा करना सुरक्षित है।
- अब आपका सवाल हो सकता है कि कौन से परिवहन के साधन को लेकर?
- परिवहन के उचित साधन का ही चयन करें।
- आपको परिवहन के साधन का चयन बहुत चतुराई से करना होगा। आप उसका चयन करें, जिसमें आप सबसे आरामदायक रहती हैं और अपनी यात्रा बिना किसी तकलीफ के पूरी कर सकती हैं।

सड़क से यात्रा—

सड़क मार्ग से यात्रा आपको थका सकती है। इसलिए ऐसे साधन का उपयोग करें, जो यात्रा में समय कम ले, साथ ही यात्रा कम तनावपूर्ण बनाए। कार से यात्रा हमेशा बस से यात्रा की तुलना में ज्यादा अच्छा है, क्योंकि उसमें सड़क पर झटके कम लगते हैं; हालाँकि कार से यात्रा के दौरान भी आपको सावधान रहना चाहिए। कार में सीट बेल्ट बाँधकर रखें, ताकि अचानक लगनेवाले झटकों से बचा जा सके। डैशबोर्ड से बराबर दूरी बनाकर रखें, ताकि

उससे टक्कर न हो। अचानक लगनेवाले झटकों से बचने के लिए सामने की सीट पर बैठने से बचें।

सड़क से सुरक्षित यात्रा के लिए टिप्स—

सीट बेल्ट : सीट बेल्ट को पेट के निचले हिस्से में लगाएँ, ताकि आपके पेट पर अनावश्यक दबाव न पड़े।

हलका नाश्ता : पहली तिमाही में यात्रा के दौरान हलका नाश्ता मिचली से बचाएगा और साथ ही आपके ऊर्जा के स्तर को बरकरार रखेगा।

आराम : यह सुनिश्चित करें कि हर एक या दो घंटे में उतरकर पैर-हाथ सीधे कर सकें और टहल सकें, ताकि आपके शरीर में रक्त-संचार सही रहे।

सुविधा : एक तकिया रख सकते हैं, जिससे आपकी कमर को सहारा मिले और आप आरामदायक स्थिति में बैठ सकें।

डॉक्टर की सलाह : गर्भावस्था के दौरान यात्रा पर निकलने से पहले अपने डॉक्टर से संपर्क कीजिए। आपका डॉक्टर ही तय करेगा कि आप यात्रा पर जा सकती हैं या नहीं।

रेल से यात्रा

- सड़क से यात्रा करने की जगह रेल से यात्रा ज्यादा सुरक्षित है, क्योंकि उसमें झटके और बाधा कम रहती है। कम झटके और हाथ-पैर सीधे तथा लेटने के लिए ज्यादा जगह रहती है। आप ज्यादा दूरी की यात्रा आराम से करवट बदलकर और चारों तरफ घूमकर कर सकती हैं।
- जब आप घूमें तो यह सुनिश्चित कर लें कि रेलिंग पकड़कर ही रखें। ट्रेन में चढ़ते व उतरते समय सावधान रहें।

हवाई मार्ग से यात्रा—

- हवाई मार्ग से यात्रा सबसे आरामदायक और सुरक्षित है। गलियारे की

सीट प्राप्त करें, ताकि आप पैर-हाथ सीधे कर सकें और अपने आप को आराम दे सकें। यद्यपि अधिक ऊँचाई पर ऑक्सीजन की मात्रा कम हो जाती है, पर आपको चिंता करने की जरूरत नहीं है, क्योंकि एयरक्राफ्ट के केबिन में ऑक्सीजन का पर्याप्त दबाव रहता है।

- गर्भावस्था के बाद के दौर में हवाई यात्रा के लिए किसी भी तरह के जोखिम का ध्यान रखते हुए अपने डॉक्टर से सलाह लेने की जरूरत है।

समुद्र मार्ग से यात्रा—

- गर्भावस्था के दौरान समुद्र से यात्रा आमतौर पर सुरक्षित रहता है। बस, एक कमी है, समुद्र की 'सी सिकनेस' की वजह से मिचली की तीव्रता ज्यादा रहती है।
- बोट या क्रूज में सवार होने से पहले कुछ सावधानियाँ बरतनी चाहिए—जहाज के मध्य में केबिन लें, क्योंकि वहाँ कम ऊबड़-खाबड़ (बंपी) रहता है।
- हमेशा अपनी दवाइयाँ और रिपोर्ट साथ रखें।
- क्रूज में स्वस्थ व सुरक्षित खाना खाएँ।
- हमेशा अपने साथ हलका नाश्ता रखें।
- हलका खाना बार-बार खाएँ।
- जहाज में चढ़ने से पहले सुनिश्चित करें कि वहाँ कम-से-कम बुनियादी चिकित्सकीय सुविधाएँ हैं और पास के तट में उचित चिकित्सकीय देखभाल की व्यवस्था है।
- क्रूज में वॉशरूम की स्वच्छता सुनिश्चित करें। गर्भावस्था के दौरान संक्रमण की आशंका कुछ ज्यादा रहती है।
- सबसे जरूरी, यात्रा पर जाने से पहले अपने डॉक्टर से सलाह जरूर लें।

इन सबके बावजूद आपको एक मिनट के लिए भी यह नहीं भूलना चाहिए कि आपको अकेले यात्रा नहीं करनी है। आपको हमेशा किसी को साथ रखना

है, जो आपसे ज्यादा सक्रिय है। इस वजह से गर्भावस्था के दौरान यात्रा करने के लिए आपको विशेष सावधानी बरतने की जरूरत है।

यात्रा के दौरान ठीक रहने के लिए कुछ सरल उपाय—

- लंबे समय तक बैठने से बचें। जब यात्रा कर रही हों, यह सुनिश्चित कर लें कि नियमित खड़े होकर हाथ-पैर सीधा कर सकें और चल सकें। इससे सूजन और ऐंठन से बचा जा सकता है।
- आरामदायक फुटवियर (जूते-चप्पल) पहनें। इससे सक्रिय रहने में मदद मिलती है।

लगातार पीड़ा देनेवाली मिचली को दूर कैसे भगाएँ—

- अधिकतर भावी माताओं को मिचली गर्भावस्था के दौरान परेशान करती है। अगर आपको मिचली की लगातार समस्या रहती है तो डॉक्टर द्वारा दी गई मिचली रोकने की दवा साथ ले जाना न भूलें।
- दिशा-निर्देश का पालन करें। यात्रा के दौरान कुछ चीजें हैं, जिनका आवश्यक रूप से पालन करना चाहिए; जैसे—अपने मेडिकल रिकॉर्ड साथ रखें, ताकि जहाँ जा रहे हैं, उसे दिखाया जा सके। फ्लाइट से जा रही हैं तो सीट बेल्ट को पेट के नीचे बाँधें, जिससे समस्या से बचा जा सके।
- **कार्बोनेटेड पेय पदार्थ न लें :** कार्बोनेटेड ड्रिंक से दूर रहें, विशेषकर विमान में, जिससे पेट की समस्या और गैस से बचा जा सके।
- **नियमित खाते रहें :** यात्रा के दौरान थोड़ी-थोड़ी मात्रा में खाते रहें। भोजन छोड़ना कभी भी विकल्प नहीं हो सकता। अगर आपको विमान का भोजन पसंद नहीं है तो घर से निकलते समय ही हलका नाश्ता साथ रख लें। जब एयरपोर्ट में इंतजार करते हुए या ट्रांजिट के दौरान स्वस्थ नाश्ता, जैसे—ड्राइ फ्रूट, प्रोटीन-युक्त बिस्किट या भुनी हुई मूँगफली लें।
- **पेय पदार्थ लेना अनिवार्य है :** आप पानी, फल और सब्जी या दूध

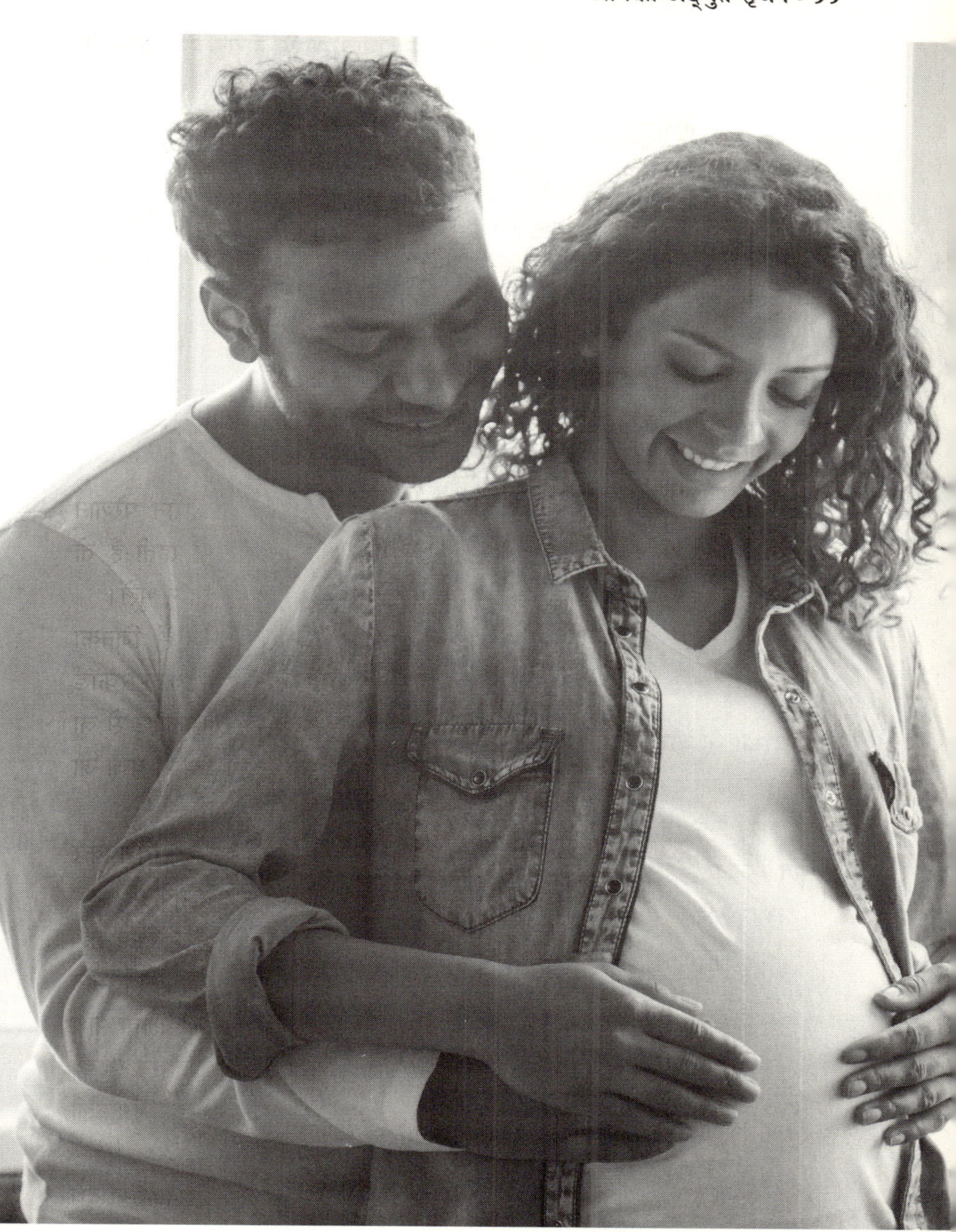

आधारित पेय अथवा जूस पी सकती हैं, जिससे आपका शरीर हाइड्रेट रहेगा।

- **उड्डयन अस्वस्थता से बचें :** गर्भावस्था के दौरान पुदीना, सौंफ और कैंडी बाहर निकलने पर बहुत सहायक होती हैं। अगर जरूरत हो तो घर से निकलते समय इन्हें थोड़ी मात्रा में रख लें।
- **कच्चे भोजन से बचें :** कच्चे अंडे, सलाद, सज्जा में उपयोग होनेवाले सीजर ड्रेसिंग या मेयोनेज जैसी चीजों को खाने से बचें।

गर्भावस्था में पूरी तरह से देखभाल होनी चाहिए। और जब आप अपना ध्यान रखती हैं तो इस समय का आप ज्यादा आनंद लेती हैं। गर्भावस्था के दौरान यात्रा अनिवार्य परिस्थितियों की वजह से करनी पड़ती है। उचित उपायों, अगर सही तरीके से पालन किया जाए तो यात्रा के दौरान भी आप अपनी गर्भावस्था को स्वस्थ एवं सुरक्षित रख सकती हैं। हमेशा याद रखें, इन 32 सप्ताहों तक आप अकेली नहीं हैं। आप जो भी करती हैं, उसका असर आपके अंदर पल रहे बच्चे पर भी पड़ता है। जब आप यात्रा कर रही हों तो सुनिश्चित कर लें कि आपका बच्चा सुरक्षित व आराम से है।

गर्भावस्था के दौरान संभोग

अगर आप गर्भ-धारण करना चाहती हैं तो आपको संभोग करना होगा। इसमें कोई आश्चर्य नहीं है। लेकिन जब आपने गर्भ-धारण कर लिया, फिर संभोग के बारे में क्या है ? इसका जवाब हमेशा स्पष्ट नहीं होता।

आप गर्भावस्था के दौरान संभोग के बारे में जानना चाहती हैं, वह यह है—

- सबसे पहले हार्मोन के स्तर में बदलाव होता है। थकान और मिचली के कारण आपकी सेक्स की इच्छा खत्म हो सकती है। जैसे-जैसे गर्भावस्था बढ़ेगी, वजन बढ़ने, पीठ दर्द और अन्य लक्षणों के कारण आगे भी सेक्स के लिए उत्साह कम हो सकता है।
- आपकी भावनाएँ भी आपकी सेक्स की इच्छा को रोक सकती हैं।
- जैसे-जैसे गर्भावस्था सामान्य तरीके से आगे बढ़ेगी, आप जितना चाहें, सेक्स कर सकते हैं; लेकिन ऐसा हमेशा नहीं हो सकता है।

निम्नलिखित परिस्थितियों में सेक्स से बचें—

- गर्भनाल निचले स्तर पर है (प्लेसेंटा प्रिविया)।
- अगर आपका गर्भपात का इतिहास हो।
- अगर आपने वंध्यत्व का इलाज कराया हो।
- अगर आपकी उम्र 35 साल से अधिक है।
- अगर आपको गर्भावस्था के शुरुआती दौर में रक्तस्राव हुआ हो।
- पेट में दर्द हो या ऐंठन हो।
- पानी का स्राव।
- गर्भाशय ग्रीवा की कमजोरी या गर्भाशय की ग्रीवा छोटी (शॉर्ट सर्विक्स) रहने का इतिहास रहा हो।

आपको गर्भावस्था के दौरान सेक्स करने से बचना चाहिए, अगर आपके पति को जननांग परिसर्प (जेनिटल हर्पस—जननांग में एक तरह का चर्म रोग) है। गर्भावस्था के दौरान अगर एक बार जननांग परिसर्प हो जाए तो आपके बच्चे का विकास प्रभावित होने का थोड़ा जोखिम रहता है।

आपके संभोग करने से आपके शिशु को कोई खतरा नहीं रहता है। यदि आपका साथी ऊपर हो, तब भी। गर्भाशय की ग्रीवा के आगे जो गाढ़ा डिस्चार्ज होता है, वह संक्रमण से बचाने का काम करता है।

एमनिओटिक थैली और गर्भाशय की मजबूत मांसपेशियाँ भी बच्चे की रक्षा करते हैं। यद्यपि संभोग के बाद आपका बच्चा बहुत ज्यादा गतिशील हो जाता है, यह हृदय गति बढ़ने के कारण होता है, न कि वह यह जानता है कि क्या हो रहा है या दर्द महसूस होता है।

□

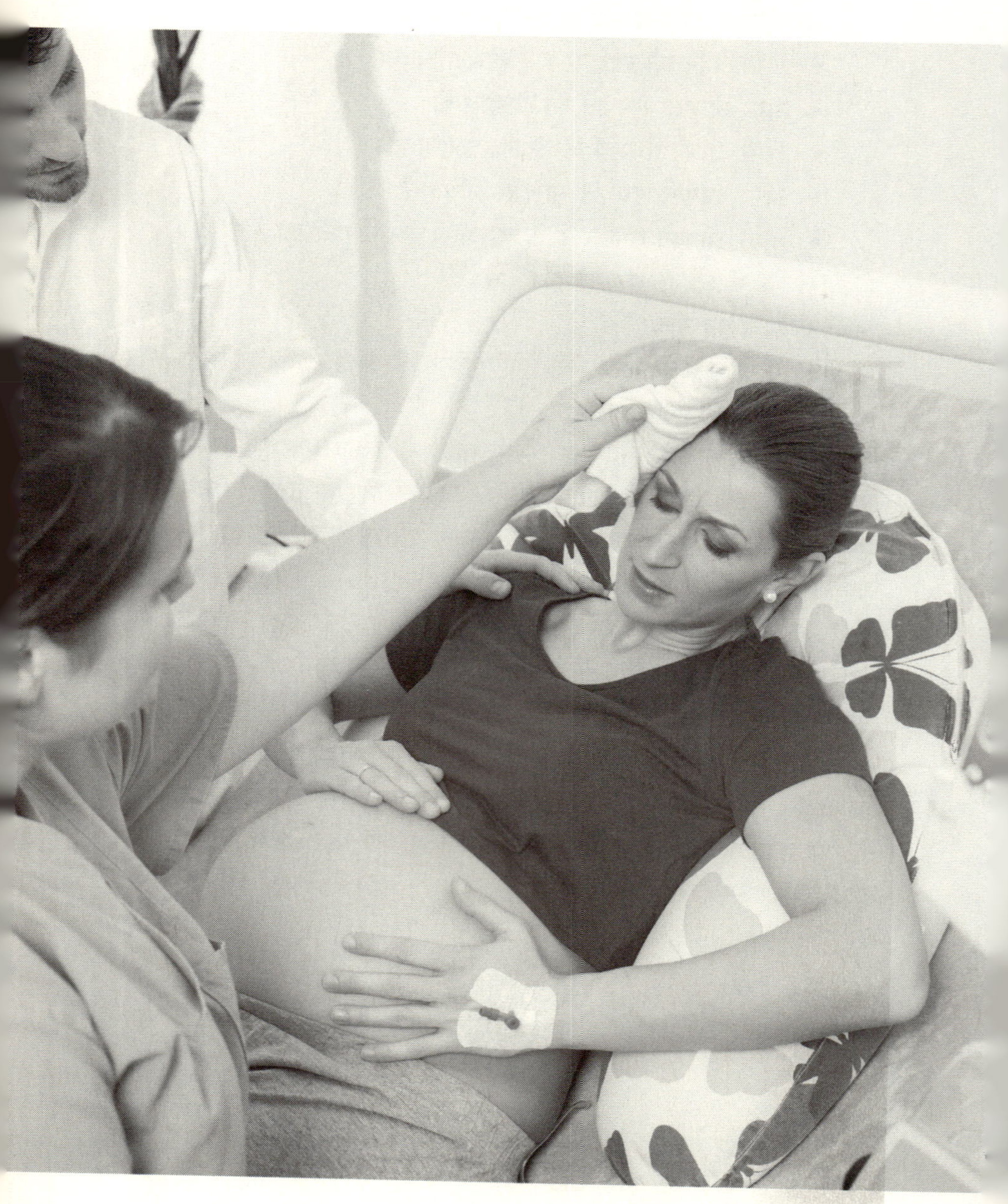

11

प्रसव कहाँ कराना है

गर्भावस्था की शुरुआत में, जब आप अपने मातृत्व देखभाल के बारे में योजना बनाते हैं, उस समय यह महत्त्वपूर्ण विचारशील निर्णय करना होता है कि आप अपने बच्चे का जन्म कहाँ कराने वाले हैं।

जन्म की जगह चुनने के लिए कौन सी बातें ध्यान में रखनी चाहिए—

- अस्पताल में देखभाल उस शहर या क्षेत्र में सबसे अच्छा उपलब्ध होना चाहिए।
- स्टाफ अधिकतम सहायता और सुविधा प्रदान करने के लिए प्रतिबद्ध व सक्षम होना चाहिए।

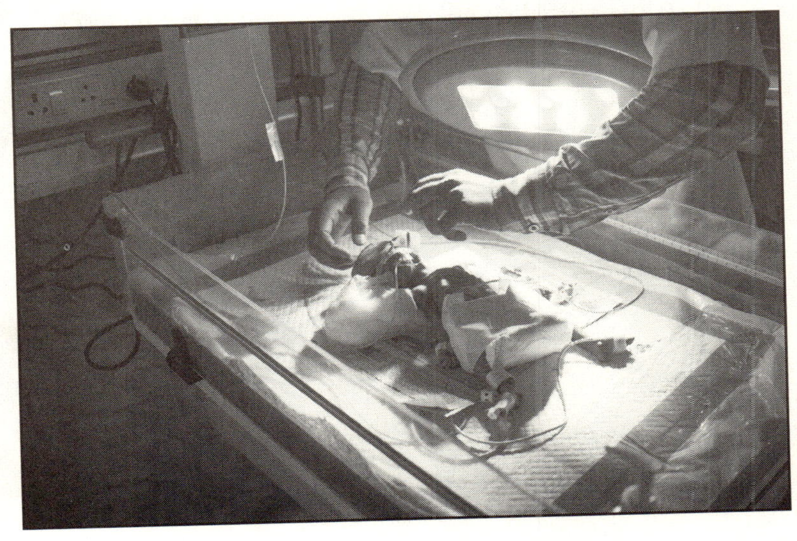

- आपको और आपके बच्चे को व्यक्तिगत देखभाल मिले।

अस्पताल या नर्सिंग होम में जो सुविधाएँ आपको देखनी चाहिए—

1. अलग लेबर रूम।
2. 24 घंटे स्त्री रोग विशेषज्ञ (गायनेकोलॉजिस्ट), एनेस्थीशिया विशेषज्ञ और पीडिएट्रिशन (बाल रोग विशेषज्ञ) उपलब्ध हो।
3. प्रतिबद्ध स्टाफ, जो गर्भवती मरीजों से अच्छी तरह से निपटने में माहिर हो।
4. पास में ही ब्लड बैंक की उपलब्धता हो।

यह उन महिलाओं के लिए है, जिनकी गर्भावस्था में कठिनाई नहीं है और सामान्य रूप से पूर्ण अवधि की स्वस्थ गर्भावस्था है।

अन्य विचारणीय चीजें हैं—

- क्या प्राइवेट रूम उपलब्ध हैं?
- अगर बच्चे को कोई गंभीर समस्या है तो क्या उसके पास नवजात पुनर्जीवन (निओनेटल रिससिटेशन) और प्रारंभिक देखभाल सुविधा है?
- क्या बच्चा माँ के साथ कमरे में रह सकता है?
- अगर गर्भावस्था में कठिनाई है तो आपको ऐसे अस्पताल का चयन करना चाहिए, जहाँ अच्छा ऑपरेशन थिएटर हो।
- डॉक्टरों की टीम (स्त्री रोग, एनेस्थीशिया और बाल रोग विशेषज्ञ) और नवजात (निओनेटल) आई.सी.यू. (एन.आई.सी.यू.) और मातृत्व गहन देखभाल यूनिट (मेटरनल इंटेंसिव केयर यूनिट) हो, जिसमें अच्छा अनुभव रखनेवाले डॉक्टर हों, जो उच्च जोखिमवाले मरीजों को सँभाल सकें।

□

12

माँ और बच्चे के बीच भावनाएँ व लगाव

गर्भ-धारण करने के बाद से ही बच्चा माँ के गर्भ में रहता है और प्रकृति के अनुसार वहीं से प्रतिक्रिया देता है। इसलिए शारीरिक स्थिति, भावनाएँ और माँ जो खाती है, सभी तत्त्व बच्चे को प्रभावित करते हैं। गर्भावस्था के दौरान जो माँ चुपचाप और बिना तनाव के शांत रहती है, उसका बच्चा भी शांत व प्रसन्न रहता है। लोगों का मानना है कि गर्भ में जब बच्चा पल रहा हो तो प्रसव करानेवाला संगीत सुनने से मदद मिलती है। अगर माँ तनाव और थकान दूर करने की क्लास ले रही है, तो यह भी मदद करता है।

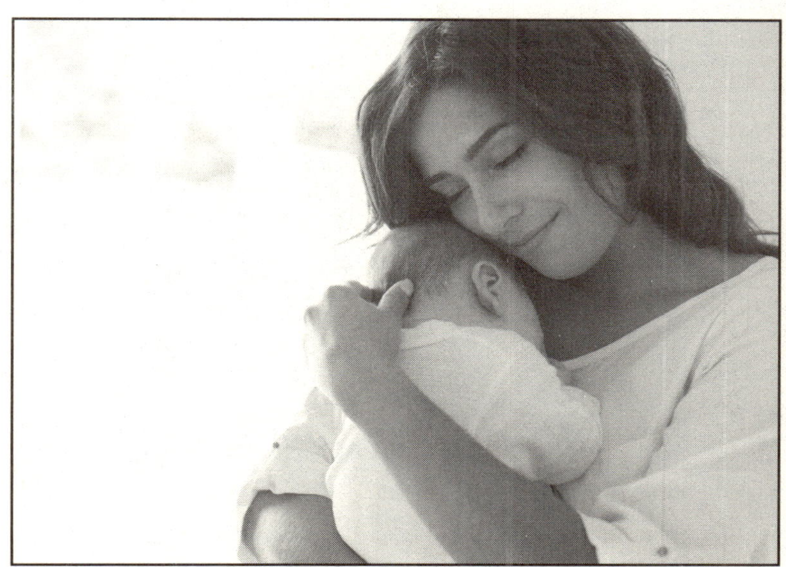

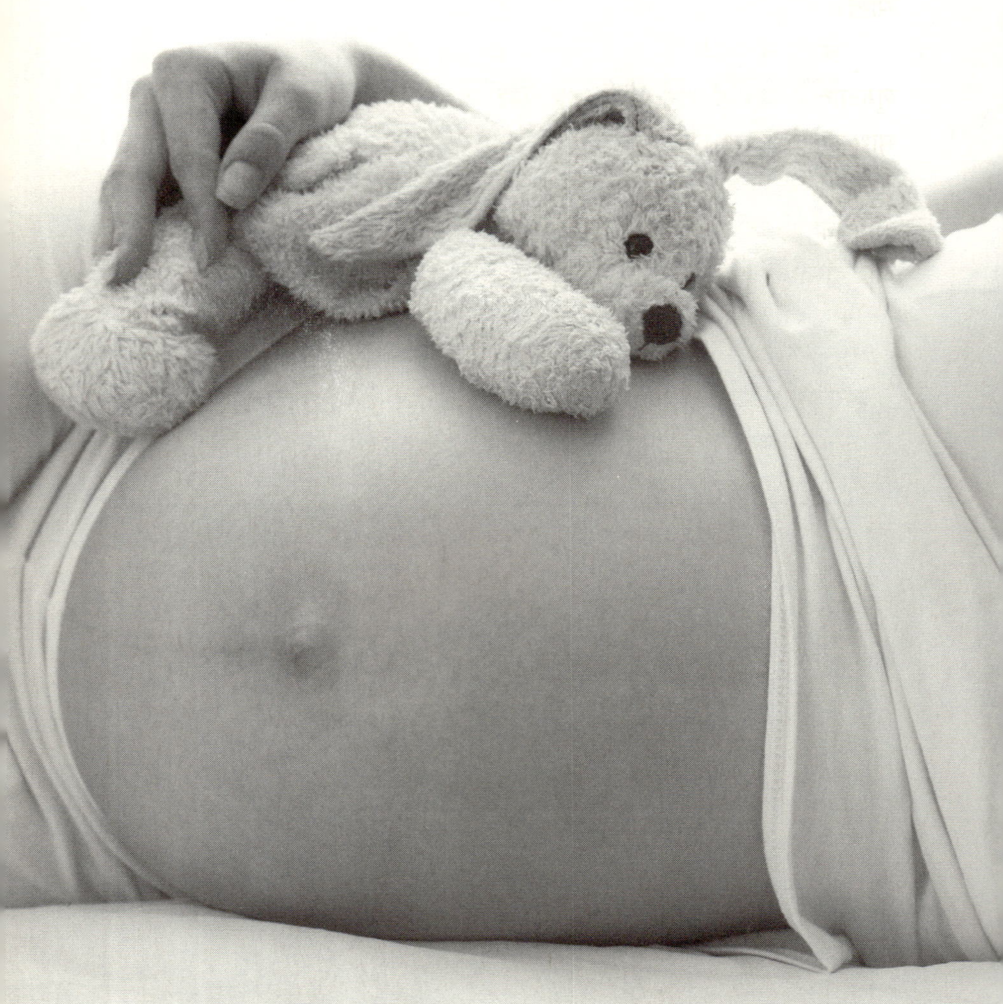

ठीक तरह की मदद से माँ और बच्चे के बीच पारस्परिक जुड़ाव होता है। अगर माँ को प्रसव के दौरान अच्छा अनुभव होगा तो बच्चे के साथ आसानी से जुड़ाव बढ़ेगा। इसके परिणामस्वरूप बच्चा खुश होगा और स्थिर होगा। प्रसव पूर्ण (प्रिनेटल) क्लास ज्वाइन करें और साँस लेने तथा आराम करने की तकनीक सीखें।

बच्चे के जन्म के बाद जब भी आपको मौका मिले, सो जाएँ; क्योंकि शुरुआत में आपको रात में परेशानी होगी। आराम करने का प्रयास करें। उसके साथ खेलने में समय लगाएँ, बातें करें और उसे गले से लगाएँ। अन्य शब्दों में, बच्चे से जुड़ाव बढ़ाने के लिए समय लें और उसे जानें। कभी ऐसा न सोचें कि आप निष्फल हैं, क्योंकि आप सामना नहीं कर पा रही हैं। आप अपने परिवार और दोस्तों के साथ खुलकर रहें।

□

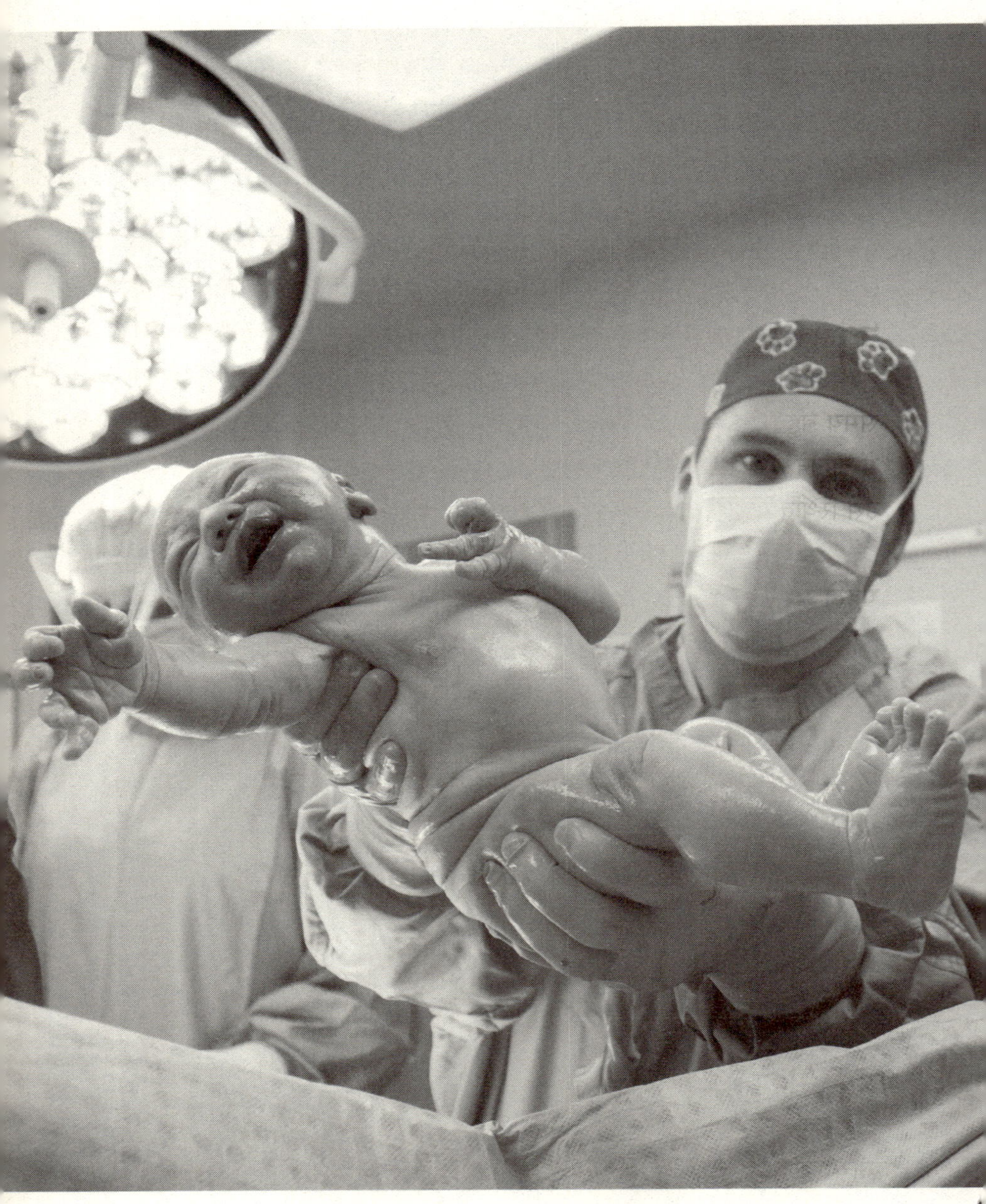

13

प्रसव और बच्चे का जन्म

प्रसव-पीड़ा शुरू होने और प्रसव के लिए जाना रोमांचक है; लेकिन अगर आप अपने बच्चे का स्वागत करने के लिए पहले से तैयार नहीं हैं तो उस समय बहुत सारी चीजें व्यवस्था करने में परेशानी आती है। सभी चरणों के बारे में जानने के बाद और क्या उम्मीद करते हैं, जो आपको ज्यादा सुकून दे और इस स्थिति का आसानी से सामना कर सकें।

पहले से तैयार रहें—

- डिलेवरी की तारीख (ड्यू डेट) से कम-से-कम चार सप्ताह पहले तैयार रहें।
- अपना बैग तैयार रखें, जिसमें दो-तीन ढीले आरामदायक कपड़े हों, दो-तीन सहायक (बड़े) ब्रा हों, नर्सिंग ब्रा, टूथब्रश, टूथपेस्ट की किट, टॉवेल, सामने से खुलनेवाला गाउन या नाइट ड्रेस, साफ कपड़े और बच्चे के लिए नैप्पी, अपने लिए सेनिटरी नैपकिन, बच्चे को ढकने के लिए कपड़ा, फोन, चार्जर, कैमरा आदि।
- जब प्रसव-पीड़ा शुरू हो तो अस्पताल जाने के लिए किस गाड़ी का उपयोग करेंगी, उसके बारे में सोचें और उसे तैयार रखें।

प्रसव-पीड़ा के लक्षण—

यह बहुत असामान्य है कि आप प्रसव-पीड़ा को न समझ पाएँ। फिर भी, नीचे इसके कुछ लक्षण दिए जा रहे हैं—

- पेट के निचले हिस्से में भारीपन और दर्द, जैसा कि महिलाएँ मासिक के दौरान महसूस करती हैं।
- नियमित अंतराल पर पेट में तनाव के साथ दर्द (यानी गर्भाशय संकुचन)। संकुचन के दौरान नियमित अंतराल पर गर्भाशय में तनाव होगा और आराम मिलेगा। समय बीतने के साथ संकुचन की आवृत्ति और तीव्रता बढ़ेगी।
- गर्भाशय ग्रीवा में म्यूकस प्लग की वजह से गर्भाशय बंद रहता है। जब प्रसव-पीड़ा शुरू होती है तो यह बाहर निकल जाता है। यह थोड़ा रक्त चिह्न (मिनिमली ब्लड स्टेन) और चिपचिपा रहता है। इसे 'शो' कहते हैं।
- पानी की थैली फूट जाती है। प्रसव-पीड़ा से पहले या प्रसव-पीड़ा के दौरान आपका बच्चा जिस पानी की थैली से चारों तरफ घिरा रहता है, वह टूट जाती है। इसके कारण अचानक बहुत सारा पानी गिर सकता है या हलका रक्तस्राव पानी के साथ आ सकता है।

प्रसव-पीड़ा कैसे आगे बढ़ती है—

प्रसव-पीड़ा के तीन चरण हैं—पहले चरण में, गर्भाशय ग्रीवा धीरे-धीरे खुलती है। दूसरे चरण में, बच्चा योनि (वजाइना) की तरफ नीचे आता है और जन्म होता है; तीसरे चरण में, गर्भनाल गर्भाशय की दीवार से अलग होता है और योनि मार्ग से बाहर निकलता है।

योनि से जन्म (वजाइनल बर्थ) के बाद—

जन्म के तुरंत बाद आपके बच्चे के साथ त्वचा से त्वचा का संपर्क बहुत महत्त्वपूर्ण है और इससे बच्चे के साथ जुड़ाव में भी मदद मिलती है।

इपिसियोटॉमी (पेरीनियम में सर्जन द्वारा चीरा लगाया गया है) या पेरीनियम (गुदा और योनि-मुख के बीच का भाग) में टाँका लगाने के केस में अपने डॉक्टर की सलाह के अनुसार 7 से 10 दिनों के लिए पालथी मारकर या पैर मोड़कर बैठने से बचना चाहिए।

सीजेरियन के मामले में (पेट से जन्म में)—

कुछ परिस्थितियों और संकेत में सीजेरियन (ऑपरेशन) से बच्चे को जन्म देना सुरक्षित रहता है। इसमें बच्चे का जन्म आपके पेट और गर्भाशय को काटकर किया जाता है। पेट के निचले हिस्से में, बिकनी लाइन के नीचे कट लगाया जाता है।

एल.डी.आर.एस. (लेबर डिलेवरी रिकवरी शूट)

यह एक नवीनतम सुविधा है, जिसमें स्त्री अपनी प्रसूति और प्रसूति के बाद का समय एक ही पलंग व रूम में अपने परिवार के साथ करवाती हैं (अगर वह चाहती हैं तो)।

□

14

स्तनपान की तैयारी

माता का दूध बच्चे के लिए सबसे अच्छा गुणवत्तावाला संपूर्ण आहार है।

गर्भावस्था के दौरान माँ के शरीर में कई शारीरिक बदलाव आते हैं, जैसे— पेट, जाँघ, स्तन में। ये बदलाव शारीरिक हैं, लेकिन इन परिवर्तनों के बारे में जानना एक माँ के लिए बहुत जरूरी है।

जैसे-जैसे गर्भावस्था आगे बढ़ती है, दोनों ही स्तनों का वजन और आकार बढ़ने लगता है। ऐसा वसा जमने (फैट डिपोजिशन) और स्तनपान की तैयारी के हिस्से के रूप में विकास की वजह से होता है।

निपल (एरिओला) के आसपास हार्मोन बदलाव की वजह से त्वचा में

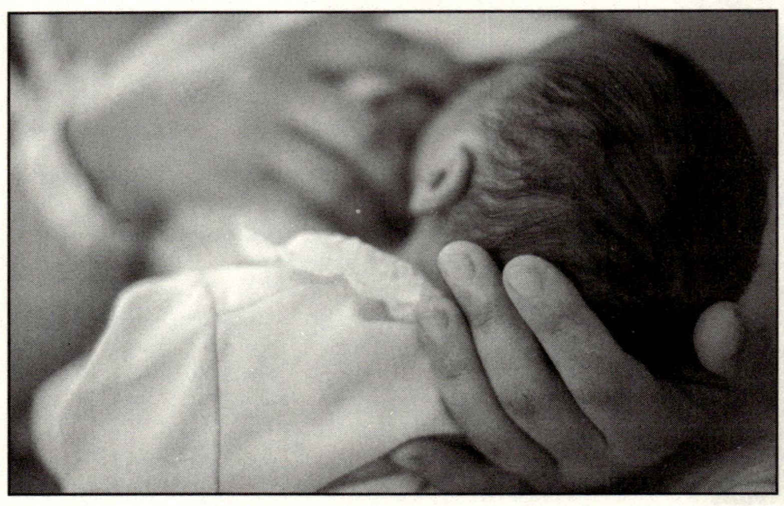

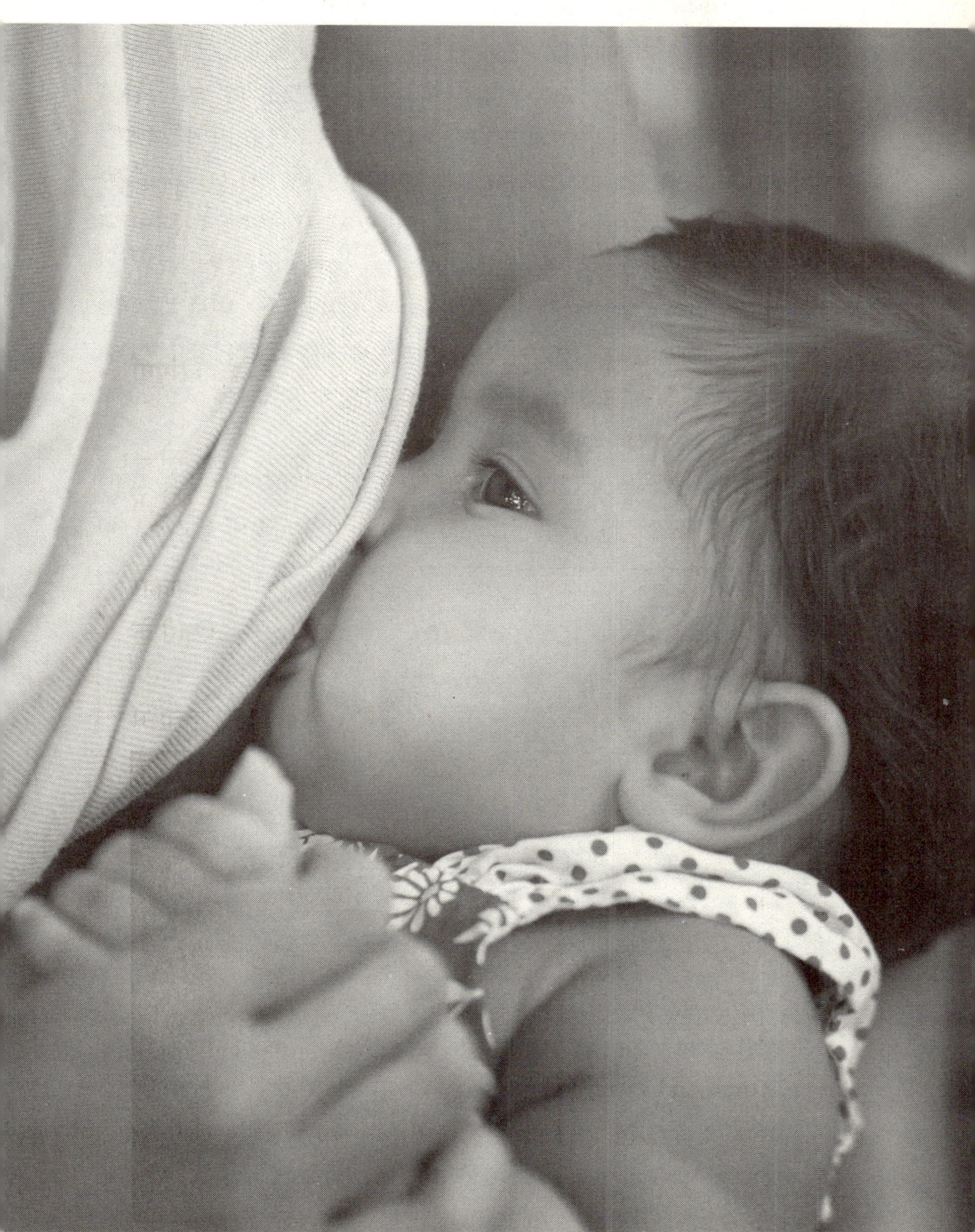

गहरापन आना शुरू हो जाता है।

गर्भावस्था के अंतिम आठ सप्ताहों में गर्भवती महिला को नहाते समय अपने स्तनों की कोमल मालिश और निप्पल को अच्छे से साफ करना चाहिए। गर्भावस्था के अंतिम दो महीनों में बहुत ही सामान्य है कि दूध या कोलोस्ट्रम (निप्पल से निकलनेवाला पीले रंग का द्रव्य) की वजह से निप्पल के आसपास पपड़ी जम जाए। इस पपड़ी को हटाकर स्तन को साफ रखें। लेनोलिन-युक्त क्रीम लगाकर निप्पल को नरम रखें। गर्भावस्था के दौरान अपने स्तनों की जाँच करवाएँ। स्तनपान कराने के लिए स्तन का स्वरूप या आकार मायने नहीं रखता। स्तन के आकार में असममिति (एसिमिट्री) या बड़े या बहुत बड़े आकार के स्तन स्तनपान करवाने में बाधक नहीं हैं।

बच्चे को स्तनपान करवाने के लिए निप्पल का आकार ज्यादा महत्त्वपूर्ण है। जब बच्चा निप्पल को चूसता है तो यह बच्चे के ऊपरी जबड़े (पेलेट) को

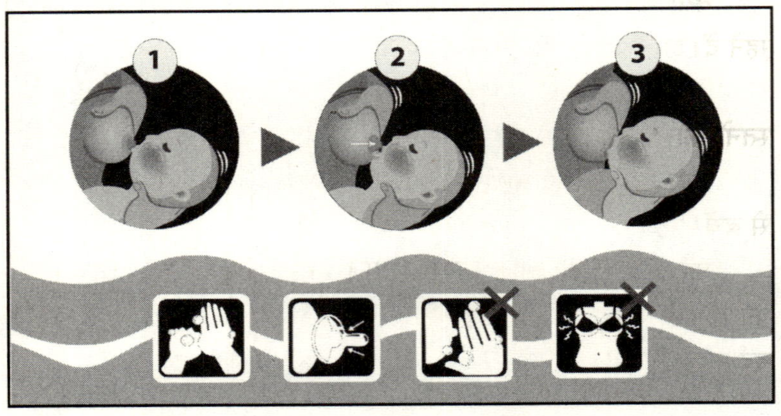

छूता है और चूसने की प्रतिक्रिया को बढ़ाता है।

इससे बच्चा ज्यादा-से-ज्यादा चूसने की कोशिश करता है। निप्पल सपाट, उलटा या सामान्य (इवर्टेड) हो सकता है।

सपाट (फ्लैट) निप्पल सामान्य तौर पर गर्भावस्था के दौरान बाहर आते हैं और बच्चे के चूसने के साथ सामान्य हो जाता है। लगभग 10 प्रतिशत माताओं में उलटा (इन्वर्टेड) निप्पल होता है।

स्तनपान करवाने के दौरान बच्चा निप्पल के साथ एरियोला को भी चूसता है, जो निप्पल को बाहर निकलने में मदद करता है; लेकिन ऐसे निप्पल में मांसपेशियों में तनाव कम रहता है। इसलिए गर्भावस्था के दौरान इसका ध्यान रखना चाहिए।

गर्भावस्था के दौरान उलटे (इन्वर्टेड) निप्पल की देखभाल : हाथ से—निप्पल के आसपास के हिस्से (एरियोला) को सीने की तरफ तर्जनी और बीच की उँगली से दबाएँ और निप्पल को बाहर निकालने के लिए प्रयास करें। गर्भावस्था के अंतिम छह सप्ताह में इसे दिन में तीन बार करें। निप्पल के सूखेपन को दूर करने के लिए कुछ चिकना करनेवाले पदार्थ, जैसे खाद्य तेल या मॉश्चराइजर का उपयोग कर सकते हैं।

गर्भावस्था के दौरान स्तन की देखभाल—

क्या करना चाहिए : कुछ देर के लिए रोजाना निप्पल को खुली हवा में रहने दें। इसके लिए उस दौरान ब्रा न पहनें।

स्तनों को साफ व नर्म रखें—

क्या नहीं करना चाहिए : स्तन के आसपास के हिस्से में साबुन लगाने से बचें।

बार-बार निप्पल को छूने से या मसाज करने से जलन होगी, जिससे हार्मोन का स्राव हो सकता है, जिसे 'ऑक्सीटोसिन' कहते हैं, जो कि बाद में प्रसव पूर्व दर्द का कारण बन सकता है।

स्तनपान करवाने के फायदे—

स्तनपान करवाने के बहुत से फायदे हैं।

- माँ के दूध की सबसे अच्छी बात यह है कि यह शिशु की प्रकृति के अनुसार बिल्कुल सही रहता है। संक्रमण, तापमान या ताजगी आदि को लेकर किसी प्रकार की चिंता की बात नहीं रहती है।
- यह शिशु को कई तरह के संक्रमण और बीमारियों से लड़ने में मदद

स्तनपान कराने की स्थितियाँ

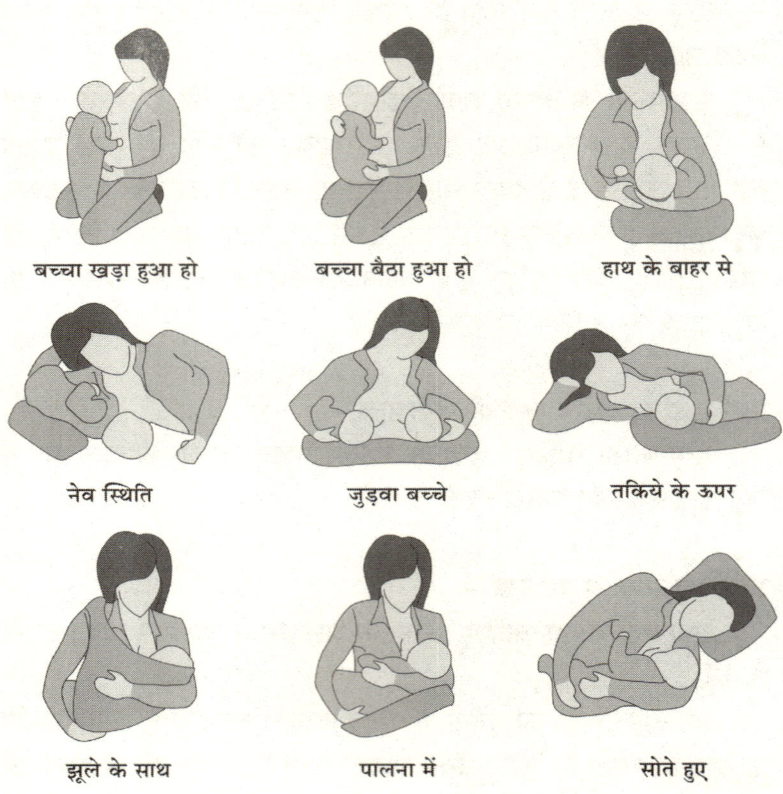

करता है; जैसे—कान के संक्रमण, मस्तिष्क ज्वर, डायरिया और स्वसन संक्रमण से। समय से पूर्व जन्म लेनेवाले बच्चों के लिए यह वरदान है और यह एलर्जी, दमा व मोटापे के खिलाफ कवच का काम करता है।

- प्रोटीन, लेक्टोज और फैट के सही संयोजन की वजह से शिशु द्वारा आसानी से स्वीकारा और सहन किया जाता है।
- कैलोरी, विटामिन्स और मिनरल्स के रूप में पोषण संबंधी तत्त्वों के कारण

माँ का दूध शिशु के लिए सर्वश्रेष्ठ होता है। डिब्बे के दूध को इतने सही अनुपात में नहीं बनाया जा सकता है।

- यह बच्चे के लिए बिना पैसा खर्च किए प्राकृतिक रूप से भोजन का श्रेष्ठ स्रोत है।
- शिशु को माँ के दूध के माध्यम से इतने सारे भोजन का स्वाद मिलता है कि वे स्वाद की किस्मों की विस्तृत श्रेणी विकसित करता है। इस तरह वह बड़ा होकर कई प्रकार का खाना खाता है।
- स्तनपान करनेवाले बच्चों में, जो स्तनपान नहीं करता है, उनकी तुलना में उच्च आईक्यू रहता है।
- स्तनपान माँ की भी मदद करता है। स्तनपान करवाने के दौरान माँ की कैलोरी कम होती है और यह वजन कम करने में मदद करता है। यह प्रसव के बाद गर्भाशय के संकुचन में मदद करता है और ब्रेस्ट, गर्भाशय एवं अंडाशय कैंसर के खतरे को कम करता है।
- स्तनपान करवाने के दौरान गर्भ-धारण की संभावना कम रहती है।
- स्तनपान करवाने के कारण माँ और बच्चे में विशेष लगाव स्थापित होता है। यह बच्चे को मनोवैज्ञानिक रूप से सुरक्षा देता है।
- माँ के दूध में अन्य दूध की तुलना में ज्यादा मात्रा में आयरन, विटामिन डी, विटामिन सी, विटामिन ई होता है।

स्तनपान को लेकर मिथक—

मिथक—प्रारंभिक स्तन स्राव (कोलोस्ट्रम) को छोड़ देना चाहिए, क्योंकि इसे बच्चा पचा नहीं सकता।

तथ्य—कोलोस्ट्रम बच्चे के लिए उच्च गुणवत्ता वाला सुरक्षात्मक आहार है, जो बच्चे में प्रतिरक्षा क्षमता बढ़ता है और बच्चा इसे आसानी से पचा लेता है।

मिथक—छोटे स्तन वाली माँ अपने बच्चे को स्तनपान नहीं करवा सकती।

तथ्य—गर्भावस्था के दौरान हार्मोनल परिवर्तन स्तन स्राव के लिए स्तन नलिका के विकास और स्तन के आकार में वृद्धि करता है, जो स्तनपान के लिए पर्याप्त है। इस वजह से छोटे स्तनवाली माँ भी पर्याप्त स्तनपान करवा सकती है।

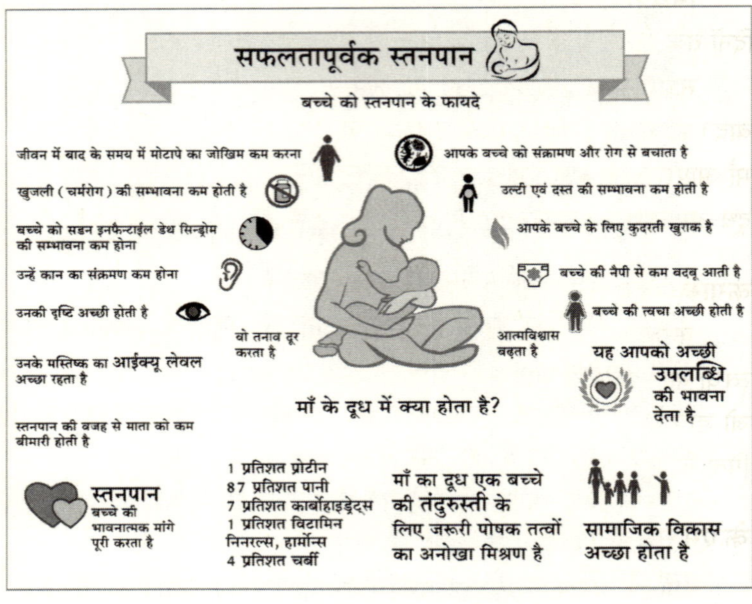
सफलतापूर्वक स्तनपान
बच्चे को स्तनपान के फायदे
जीवन में बाद के समय में मोटापे का जोखिम कम करना
आपके बच्चे को संक्रामण और रोग से बचाता है
खुजली (चर्मरोग) की सम्भावना कम होती है
उल्टी एवं दस्त की सम्भावना कम होती है
बच्चे को सडन इनफैन्टाईल डेथ सिन्ड्रोम की सम्भावना कम होना
आपके बच्चे के लिए कुदरती खुराक है
उन्हें कान का संक्रमण कम होना
बच्चे की नैपी से कम बदबू आती है
उनकी दृष्टि अच्छी होती है
बच्चे की त्वचा अच्छी होती है
वो तनाव दूर करता है
आत्मविश्वास बढ़ता है
उनके मस्तिष्क का आईक्यू लेवल अच्छा रहता है
यह आपको अच्छी उपलब्धि की भावना देता है
माँ के दूध में क्या होता है?
स्तनपान की वजह से माता को कम बीमारी होती है
स्तनपान बच्चे की भावनात्मक मांगे पूरी करता है
1 प्रतिशत प्रोटीन
87 प्रतिशत पानी
7 प्रतिशत कार्बोहाइड्रेट्स
1 प्रतिशत विटामिन
निनरल्स, हार्मोन्स
4 प्रतिशत चर्बी
माँ का दूध एक बच्चे की तंदुरुस्ती के लिए जरूरी पोषक तत्वों का अनोखा मिश्रण है
सामाजिक विकास अच्छा होता है

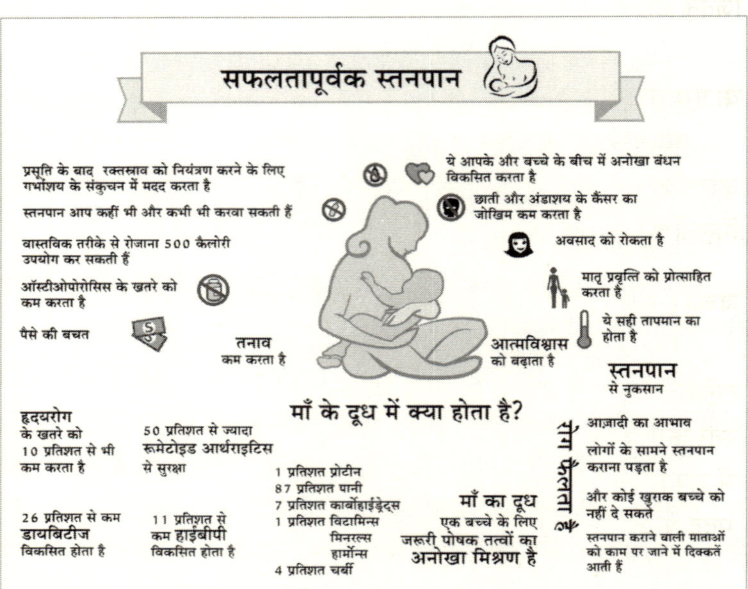
सफलतापूर्वक स्तनपान
प्रसूति के बाद रक्तस्राव को नियंत्रण करने के लिए गर्भाशय के संकुचन में मदद करता है
ये आपके और बच्चे के बीच में अनोखा बंधन विकसित करता है
स्तनपान आप कहीं भी और कभी भी करवा सकती हैं
छाती और अंडाशय के कैंसर का जोखिम कम करता है
वास्तविक तरीके से रोजाना 500 कैलोरी उपयोग कर सकती हैं
अवसाद को रोकता है
ऑस्टीओपोरोसिस के खतरे को कम करता है
मातृ प्रवृत्ति को प्रोत्साहित करता है
पैसे की बचत
तनाव कम करता है
आत्मविश्वास को बढ़ाता है
ये सही तापमान का होता है
स्तनपान से नुकसान
माँ के दूध में क्या होता है?
हृदयरोग के खतरे को 10 प्रतिशत से भी कम करता है
50 प्रतिशत से ज्यादा रूमेटोइड आर्थराइटिस से सुरक्षा
रोग फैलता
आज़ादी का आभाव
लोगों के सामने स्तनपान कराना पड़ता है
और कोई खुराक बच्चे को नहीं दे सकते
स्तनपान कराने वाली माताओं को काम पर जाने में दिक्कतें आती हैं
1 प्रतिशत प्रोटीन
87 प्रतिशत पानी
7 प्रतिशत कार्बोहाईड्रेट्स
1 प्रतिशत विटामिन्स
मिनरल्स
हार्मोन्स
4 प्रतिशत चर्बी
माँ का दूध एक बच्चे के लिए जरूरी पोषक तत्वों का अनोखा मिश्रण है
26 प्रतिशत से कम डायबिटीज विकसित होता है
11 प्रतिशत से कम हाईबीपी विकसित होता है

मिथक—जो माँ सीजेरियन से बच्चे को जन्म देती हैं, वे शुरुआती कुछ दिनों तक अपने बच्चे को दूध पिलाने में सक्षम नहीं होतीं।

तथ्य—स्तन में दूध बनने की प्रक्रिया गर्भावस्था के दौरान (छह महीने बाद) ही शुरू हो जाती है। इस वजह से यह संबंधित नहीं है। यहाँ तक कि अगर माँ ऑपरेशन के बाद एक दिन तक खाना न खाए, तब भी उसके स्तनों में तुरंत दूध आ जाता है। थोड़ी मात्रा में भी दूध बच्चे के लिए उपयोगी होता है।

कंगारू मदर केयर (के.एम.सी.) क्या है ?

कंगारू मदर केयर बच्चे को पकड़ने की एक विधि है, जिसमें बच्चे की त्वचा का संपर्क माँ, पिता या उसे पालनेवाले की त्वचा के साथ होता है। बच्चा, जो डायपर और उसकी पीठ को ढकनेवाले कपड़े को छोड़कर नग्न है, माता-पिता के खुले सीने में प्यार से लगाकर रखना है।

के.एम.सी. के लिए कौन सा समय उचित है ?

यह जन्म के बाद तुरंत किया जाना चाहिए और शुरुआती कुछ दिनों में जितना हो सकता है, उतना करना चाहिए।

के.एम.सी. के क्या फायदे हैं ?

माता-पिता के लिए : लगाव और संबंध प्रगाढ़ होता है। माता-पिता का आत्मविश्वास बढ़ता है और ज्यादा दूध बनता है, जिससे स्तनपान में सफलता मिलती है।

बच्चे (समय से पूर्व जनमे/पूर्ण समय में जनमे) के लिए—

गर्भ से बाहर खुद को नियंत्रित करने में मदद करता है। समय से पूर्व जन्म लेनेवाले बच्चों में के.एम.सी. से संज्ञानात्मक विकास बेहतर होता है, तनाव का स्तर कम करता है, दर्द की प्रतिक्रिया कम करता है, सामान्य विकास और बच्चे में सकारात्मक विकास होता है। यह बच्चे के सोने की आदत में सुधार लाने में मदद करता है।

□

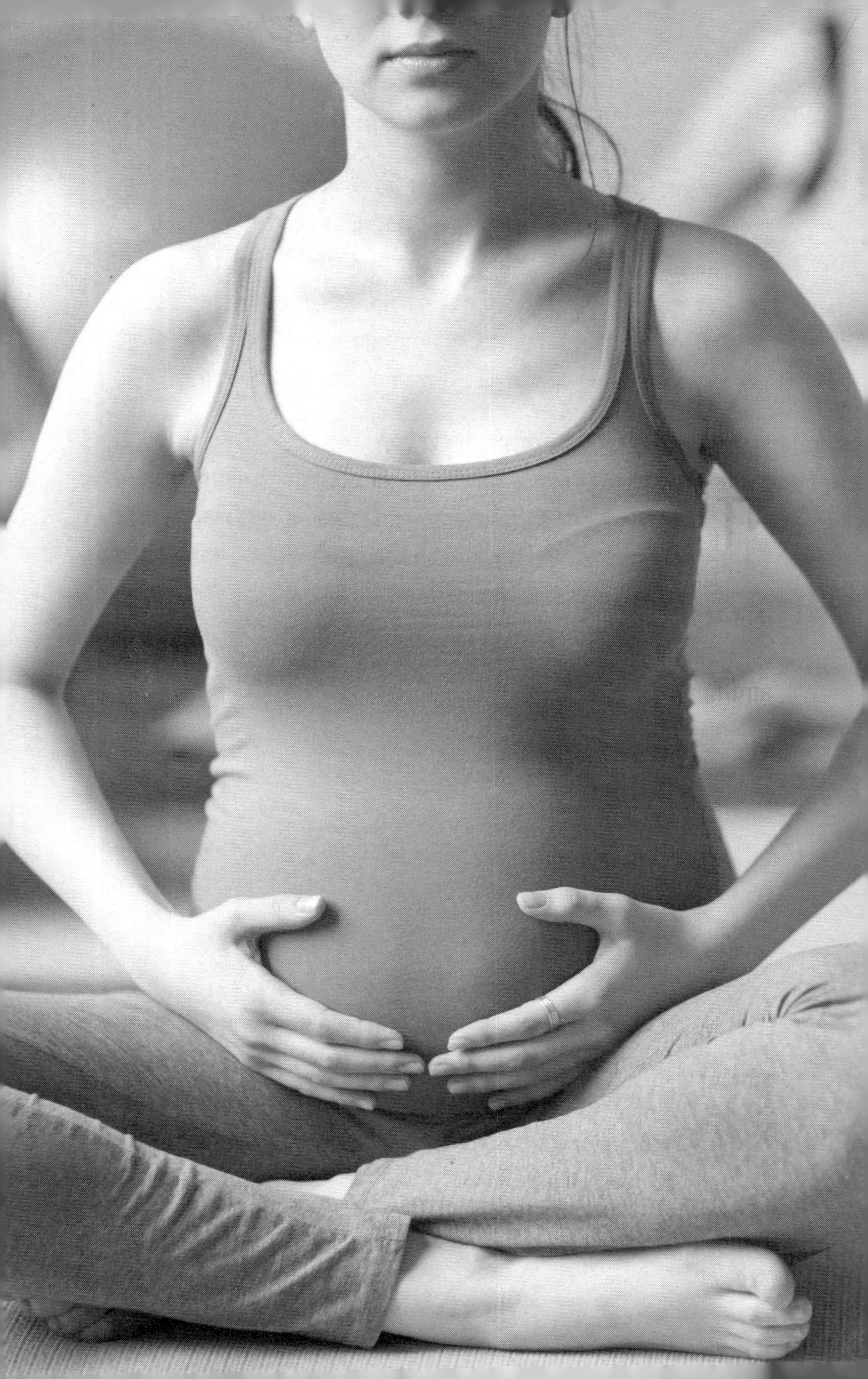

15

गर्भावस्था के दौरान व्यायाम

गर्भावस्था के दौरान शरीर में प्रभावशाली शारीरिक बदलाव होते हैं। इसके लिए सावधानीपूर्वक व्यायाम की जरूरत पड़ती है।

आपको यह पता होना चाहिए कि कौन सा व्यायाम आपको करना है और कौन सा नहीं।

आपको व्यायाम क्यों करना चाहिए?

गर्भावस्था के दौरान अधिकतर महिलाओं को व्यायाम से लाभ होता है—

1. व्यायाम से इंडोर्फिन हार्मोन बाहर निकलने से आप बेहतर महसूस करती हैं।
2. जिस तनाव और थकान की वजह से आपको रात में नींद नहीं आती थी, वह दूर होगी और आपको अच्छी नींद आएगी।
3. आपको और आपके बच्चे को जन्म के लिए तैयार करता है।
4. गर्भावस्था से पहले जैसा शरीर था, उसे गर्भावस्था के बाद तुरंत प्रप्त कर सकते हैं।

कौन सा व्यायाम आपको करना चाहिए?

हमेशा अपने डॉक्टर से व्यायाम आयोजन की चर्चा करें।

- पैदल चलना अच्छा व्यायाम है; लेकिन गरमी के मौसम में चलने से बचें।
- प्राणायाम, योग एवं साँस संबंधी व्यायाम हमेशा लाभदायक होता है

और यह आपको प्रसव के लिए तैयार करेगा।

- स्वीमिंग (तैराकी) भी फायदेमंद है।
- कुछ हद तक ऐरोबिक व्यायाम भी कर सकते हैं।

कौन सा व्यायाम नहीं करना चाहिए—

- वजन उठाना • घुड़सवारी • स्कीइंग।
- अचानक से छलाँग लगाना।
- अत्यधिक झटका देनेवाले।

एक महिला को कब व्यायाम सीमित करना चाहिए ?

वह तब सीमित कर सकती है, जब उसे—

- प्रारंभिक गर्भाशय का संकुचन (पेट में खिंचाव आना) होता है।
- योनि से रक्तस्राव होने पर (वजाइनल ब्लीडिंग)।
- उच्च रक्तचाप के साथ गर्भावस्था।
- झिल्ली का समय पूर्व विच्छेदन (पानी गिरना)।

प्राणायाम : प्राणायाम को 'गहरे श्वास पर नियंत्रण' या 'श्वसन योग' भी कहते हैं। गर्भावस्था के दौरान अपने बच्चे के लिए केवल आप ही प्रदाता हैं। आपके स्वास्थ्य, पोषण और तंदुरुस्ती के अलावा साँस लेने के तरीके का भी ध्यान रखना महत्त्वपूर्ण है। प्राणायाम वह तरीका है, जो आपको सही ढंग से साँस लेना सिखाता है। यह सही मात्रा में ऑक्सीजन लेने और कार्बन डाइऑक्साइड छोड़ने में मदद करता है, जिससे आपके फेफड़े मजबूत होते हैं और आपका खून ज्यादा साफ होता है। यह आपके शरीर को सही तरीके से काम करने में मदद करता है, जिससे आप अपना और अपने बच्चे का अच्छे से खयाल रख सकती हैं।

गर्भावस्था के दौरान प्राणायाम करना क्या सुरक्षित है? आप योग की क्लास में पहली चीज सीखते हैं कि कैसे पूर्ण रूप से साँस लेना है। प्राणायाम की कई पद्धतियाँ हैं और उनमें से अधिकतर को सुरक्षित माना जाता है; लेकिन यह सुनिश्चित कर लें कि आप एक प्रशिक्षित व्यक्ति के मार्गदर्शन में इसका अभ्यास कर रही हैं।

- प्राणायाम के कुछ प्रकार गर्भावस्था के दौरान सुरक्षित नहीं रहते, विशेषकर जब आपको लंबे समय तक साँस रोककर रखने की जरूरत होती है या जब जोर लगाकर गहरी साँस लेनी होती है। इससे पेट सिकुड़ता है।
- अगर आप दमा, हृदय रोग या साँस की तकलीफ अथवा अन्य किसी जटिलता से पीड़ित हैं तो प्राणायाम शुरू करने से पहले आपको अपने डॉक्टर से इसकी जाँच करवानी चाहिए।
- प्राणायाम की प्रत्येक तकनीक में साँस लेने और छोड़ने का एक विशेष अनुपात होता है। यह आरंभ करनेवाले और अभ्यस्त लोगों के लिए अलग-अलग हो सकता है। आप यह सुनिश्चित कर लें कि आपने अपने प्रशिक्षक से चर्चा कर ली है और आप जो कर रहे हैं, उसके प्रति ईमानदार रहें। आप अपने शरीर की सुनें और अगर अगले चरण तक नहीं पहुँच पा रहे हैं तो धीमे हो जाएँ।
- गर्भावस्था के दौरान पुस्तकें, टेलीविजन शो और सी.डी. को देखकर प्राणायाम के निर्देशों का पालन न करें। आपका मामला विशेष है और केवल प्रशिक्षित योग शिक्षक ही आपको सही तरीके से मार्गदर्शन दे सकता है। साथ ही अगर आपने गलत तरीके से किया तो खुद को नुकसान पहुँचाएँगी।

प्राणायाम करने के क्या लाभ हैं ?

जब सही तरीके से प्राणायाम किया जाता है तो उसके कई लाभ मिलते हैं।

- प्राणायाम आपके शरीर और आपके बढ़ते बच्चे को ऑक्सीजन के प्रवाह को अनुकूलन करने में मदद करता है।
- यह रक्त और ऑक्सीजन के प्रवाह में मदद करता है, जो बढ़ते शरीर और आपके बच्चे के विकास के लिए जरूरी है।
- यह दिमाग को सुकून देता है और आपके तनाव के स्तर को कम करता है। प्राणायाम सकारात्मक, भावनात्मक, स्वास्थ्य और आत्म-नियंत्रण को बढ़ावा देने के लिए भी जाना जाता है। यह आपको अधिक

सकारात्मक तरीके से मनोदशा में होनेवाले बदलाव, क्रोध और तनाव से लड़ने में मदद करता है।

- यह आपके शरीर के मूलभूत कार्यों को सुचारु रूप से करने में मदद करता है। यह आपके शरीर से विषैले और बेकार की चीजों को प्रभावी तरीके से बाहर करने में मदद करता है।
- नियंत्रित साँस प्रसव-पीड़ा और बच्चे के जन्म के समय फायदेमंद रहती है। प्रसव और बच्चे के जन्म के समय कैसे साँस लेना है, यह सीखना चाहिए। जब आप प्रसव के दौरान डर जाती हैं तो शरीर एड्रिनेलिन बनाने लगता है और ऑक्सीटोसिन बनाना बंद कर देता है। इस हार्मोन की वजह से ही प्रसव आगे बढ़ता है। योग का प्रशिक्षण आपको जब दर्द महसूस होगा, तब उससे लड़ने में मदद करेगा और परेशान होने की बजाय दिखाएगा कि कैसे आराम से रहना है।

घरेलू कार्य : गर्भावस्था के दौरान महिला को घरेलू काम लगातार करते रहना चाहिए, क्योंकि यह व्यायाम का अच्छा तरीका है। गर्भावस्था के दौरान चलने में सावधान रहें, गिरने से बचें।

- आपको 150-300 किलो कैलोरी प्रतिदिन कम करने (जलाने) का इरादा रखना चाहिए।
- एक किलोमीटर टहलने से 60-80 किलो कैलोरी कम होती है। यह वजन पर निर्भर करता है।
- कैलोरी कम करने के संबंध में गति अपेक्षाकृत कम महत्त्वपूर्ण है।

गर्भावस्था के दौरान अन्य व्यायाम—

गर्भावस्था के दौरान साइकलिंग, तैराकी और कम प्रभावी ऐरोबिक जैसे व्यायाम सुरक्षित हैं। व्यायाम बंद करने के चेतावनीवाले लक्षण—

- योनि से रक्तस्राव (वजाइनल ब्लीडिंग)।
- सिरदर्द व चक्कर आना।
- सीने में दर्द।
- साँस फूलना।

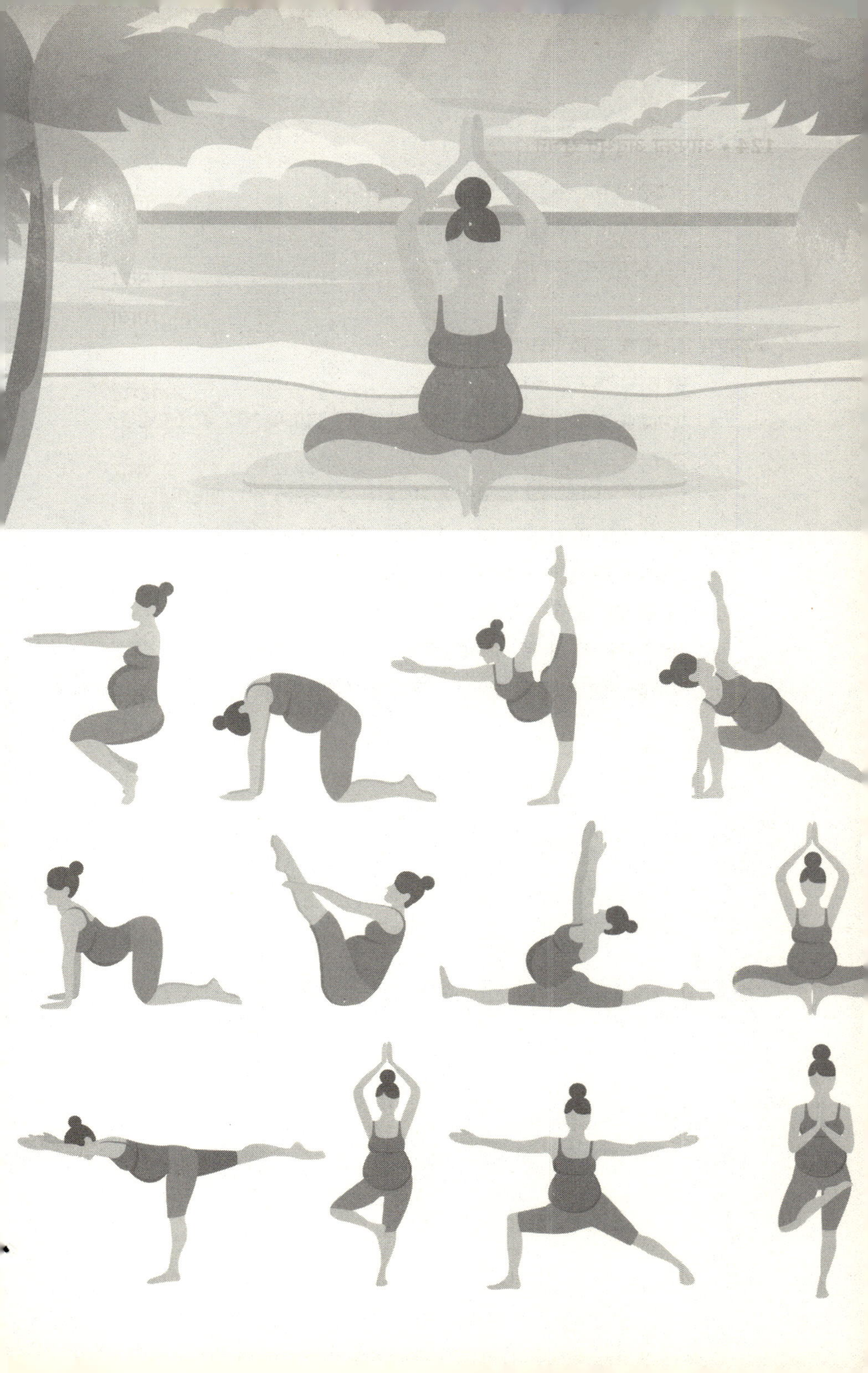

- पिंडली (काल्फ) दर्द या सूजन, पेट में दर्द।
- भ्रूण की गतिशीलता में कमी आने पर।
- एमनिओटिक द्रव के रिसाव पर।

व्यायाम करने के कुछ विपरीत संकेत—

- हृदय या फेफड़े की बीमारी में।
- गर्भाशय ग्रीवा छोटी हो या उस पर टीका लगाया गया हो (गर्भाशय ग्रीवा में टाँका)।
- एक से अधिक गर्भ के कारण समय से पूर्व प्रसव का जोखिम।
- दूसरी और तीसरी तिमाही में नियमित रक्तस्राव (ब्लीडिंग)।
- गर्भनाल गर्भाशय के निचले हिस्से में है।
- विच्छेदित झिल्ली (झिल्ली का छना)।
- गर्भावस्था की वजह से हाइपरटेंशन/प्री-एकलाम्सिया।
- वर्तमान गर्भावस्था में भ्रूण का विकास बाधित होना।

□

16

गर्भावस्था के दौरान दवाइयाँ

अगर आप गर्भवती हैं तो आपको मेडिकल स्टोर्स से पूछकर दवा लेने से पहले सोचना होगा। कुछ दवाइयाँ गर्भावस्था के दौरान सुरक्षित रहती हैं। लेकिन कुछ नहीं रहतीं या उनका कैसा प्रभाव आपके बच्चे पर पड़ेगा, यह पता नहीं होता है। अगर कोई वैकल्पिक दवा या सप्लीमेंट ले रही हैं तो अपने डॉक्टर को बताएँ।

सुरक्षित दवाइयाँ

प्रसव के पूर्व विटामिन्स की दवाएँ सुरक्षित रहती हैं और यह बच्चे के विकास के लिए जरूरी है।

कुछ सामान्य दवाइयाँ, जो सुरक्षित रहती हैं—

- एलर्जी—लीवोसेट्रेजिन/सेट्रेजिन
- बुखार—पैरासिटामोल/एसीटामिनोफेन
- पेट दर्द—बुस्कोपान, ड्रोटिन, साइक्लोपाम आदि
- कफ—डेक्सट्रोमेथारफेन, एस्थालिन, म्पूकोलिट

कुछ दवाइयाँ ऐसी हैं, जिन्हें गर्भावस्था के दौरान लेने से जन्म संबंधी गंभीर विकार हो सकता है; जैसे—थालिडोमिड और एंटी-एपिलैपिक दवाइयाँ। इन दवाइयों से सभी गर्भवती महिलाओं को बचना चाहिए। कुछ दवाइयाँ गर्भावस्था के दौरान नुकसानदेह मानी जाती हैं, लेकिन अधिकतर दवाइयों की सुरक्षा का निर्धारण करना मुश्किल हो गया है। उनका प्रभाव निर्भर करता है—

- कितनी मात्रा में ली जा रही हैं?

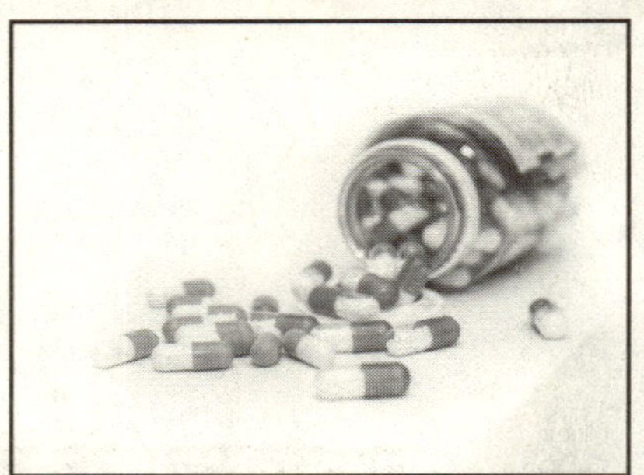

- गर्भावस्था में कब उस दवा को लिया जा रहा है?
- महिला की अन्य स्वास्थ्यगत स्थिति?
- कुछ गर्भवती महिलाओं में पहले से दमा, मधुमेह, मिर्गी, उच्च रक्तचाप और अवसाद की चिकित्सकीय स्थिति रहती है। वे उनके लिए दवा ले सकती हैं। उन्हें अपने डॉक्टर से बात करनी चाहिए कि उनके लिए सुरक्षित अनुकूल दवा कौन सी है।
- उदाहरण के लिए—यदि कोई हाइपोग्लाइसेमिक (कम रक्त शर्करा) पर मधुमेह-पीड़ित महिला गर्भवती हो जाती है तो वह दवा बदलकर इंसुलिन शुरू कर सकती है।
- मिर्गी से पीड़ित महिला को सुरक्षित दवा की तरफ जाना चाहिए, अन्यथा बच्चे में जन्म संबंधी विकार हो सकता है।
- अगर आपको पहले से हाइपरटेंशन है तो एनालेप्रिल जैसे उच्च रक्तचाप वाली दवा को आक्काडोपा या निफेडिपिन अथवा लबेटालोल जैसे सुरक्षित विकल्प पर जाना चाहिए।
- गर्भावस्था के दौरान बाद के महीनों में नींद की दवा एवं दर्द-निवारक से विशेषकर बचना चाहिए; क्योंकि सामान्य दर्द-निवारक की ज्यादा मात्रा अधिक समय तक लेने से गर्भाशय में एमनिओटिक द्रव कम हो सकता है।

सबसे अच्छा तरीका है कि मेडिकल स्टोर से पूछकर दवा लेने से बचें और अपने डॉक्टर की सलाह का पालन करें।

□

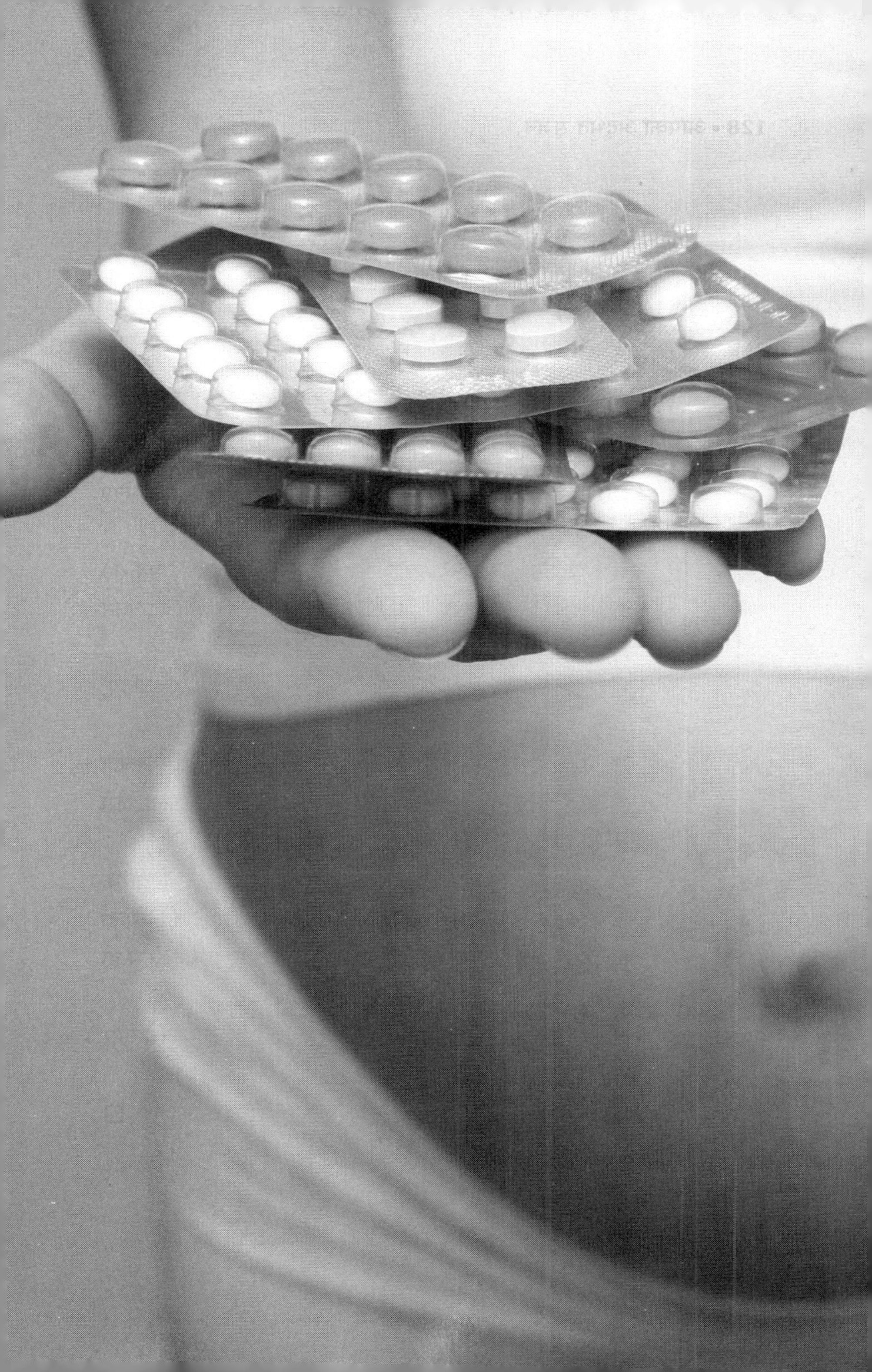

17

नवजात शिशु के लिए तैयारी

1. स्नान के लिए

- समायोजित होनेवाले स्लिंग (तिकोनी पट्टी), पीछे लिटाने की सुविधा वाला/सीट के साथ बाथ टब
- ढेर सारे टोपीदार तौलिया, मुलायम साफ कपड़े
- नहलाने के लिए मॉश्चराइजिंग बेबी शॉप/शैंपू/मालिश तेल/मॉश्चराइजिंग लोशन

2. बेड

- वॉश टूफ मैट

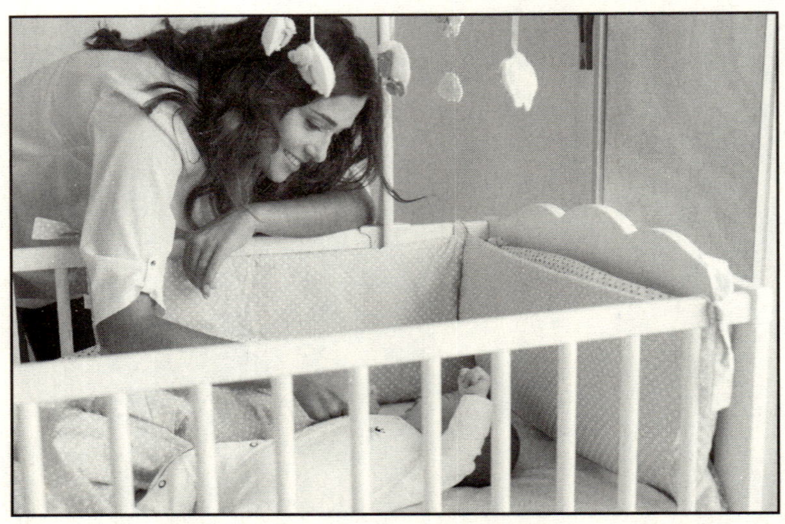

- पालना की शीट, गद्‌दा
- स्लीपिंग बैग, जिसमें हाथों के पास छेद हो
- स्ट्रॉलर
- पालना
- अगर आप अकेले अपने बच्चे के साथ ड्राइव कर रही हैं तो कार सीट

3. मनोरंजन के लिए

- चमकीला रंगीन, अधिक कॉण्ट्रास्ट वाले या मधुर संगीत वाले खिलौने
- झूला

4. डायपर

- नैप्पी (लँगोट)
- डायपर—कपड़े के/डिस्पोजेबल
- वाइप्स (पोंछा)
- डायपर से होनेवाले निशान के लिए क्रीम, डिटॉल, बच्चे के कपड़े और नैप्पी साफ करने के लिए। बच्चे को साफ करने के लिए कॉटन पैड (रुई)
- गंदे डायपर के लिए प्लास्टिक बैग

5. सामान्य दवाइयाँ

- नाक बंद होने पर सलाइन नेजल ड्रॉप
- नाक की सफाई के लिए बल्व या सीरिज
- थर्मामीटर
- नाखून काटनेवाला (नेल कटर)
- नेल फाइलर

6. सूती कपड़े

□

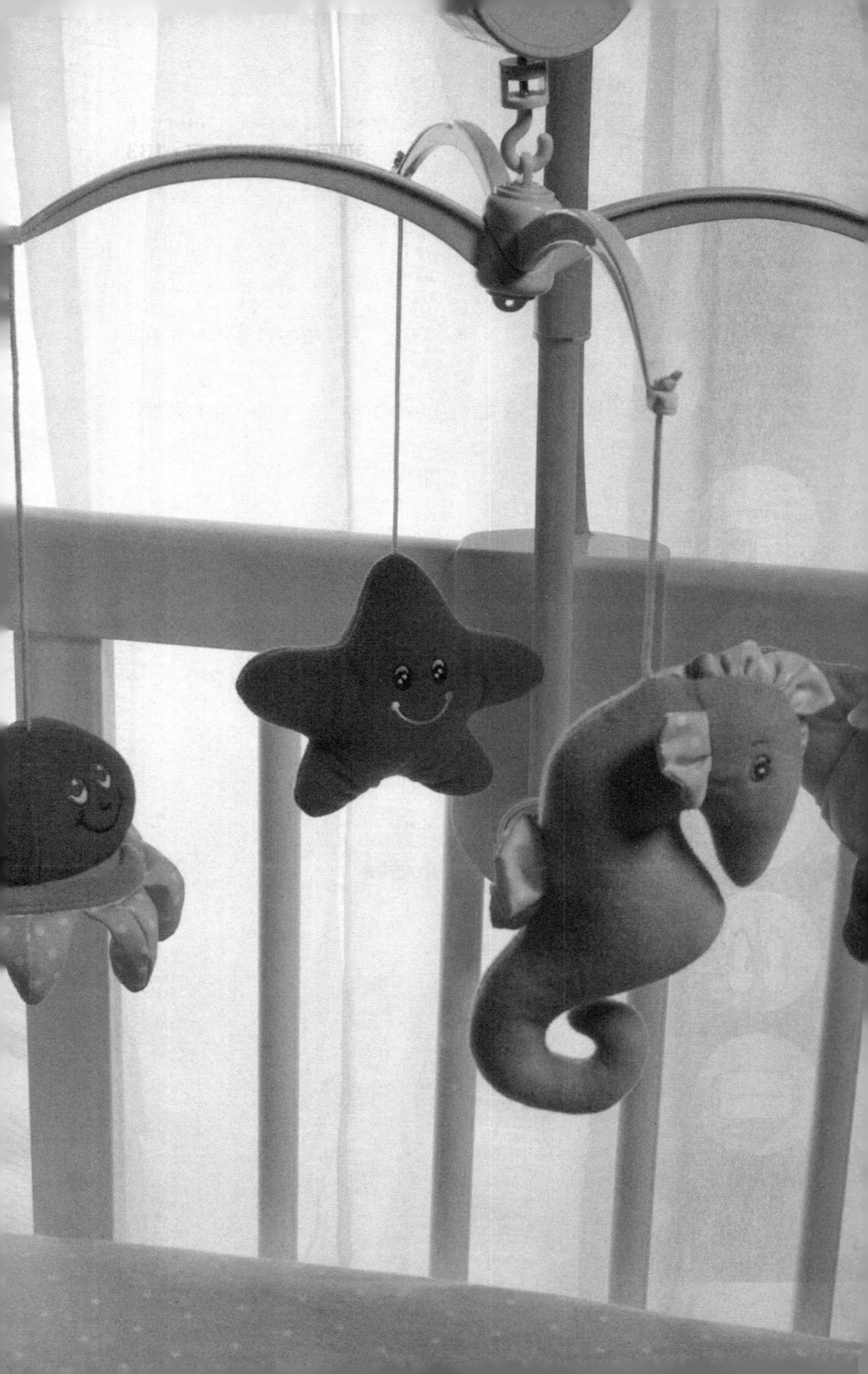

अस्पताल के लिए बैग पैक करना

प्रसूति के बाद आपको किन चीजों की ज़रूरत पड़ सकती है

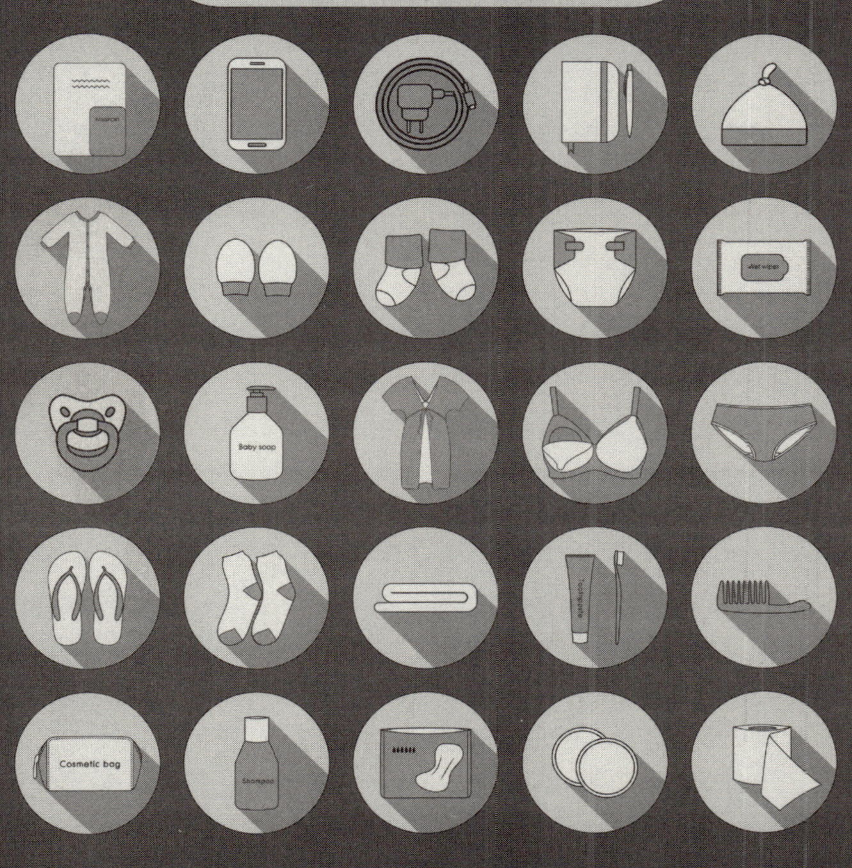

18

अस्पताल के लिए तैयारी

गर्भावस्था के दौरान 6–7 महीने के बाद कभी भी थोड़ी सी संभावना समय पूर्व प्रसव या प्रीटर्म डिलीवरी की रहती है। इसलिए अपना बैग तैयार रखें, ताकि इमरजेंसी की स्थिति आने पर तनाव–मुक्त रह सकें।

आप दो बैग तैयार कर सकती हैं—एक प्रसव और अपने लिए, दूसरा डिलीवरी के बाद आपके और बच्चे के लिए।

अपने और प्रसव के लिए

1. अपनी फाइल
2. तौलिया

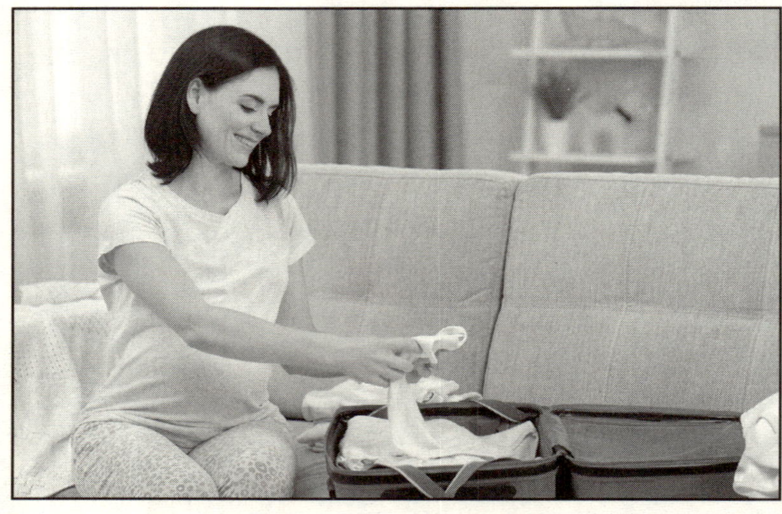

3. एक पाजामा या नाइट शूट, जो सामने से खुलता हो
4. मैटरनिटी पैड के दो पैक
5. कपड़े और मोजे
6. ब्रेस्ट पैड
7. प्रसाधन का सामान—हेयर बैंड, कंघी, लिप बाम, साबुन/फेसवॉश, टूथपेस्ट आदि।
8. अधिक ऊर्जा देनेवाला नाश्ता और जूस
9. बच्चे के कपड़े और टोपी
10. कैमरा
11. चप्पल
12. पुस्तकें, मैगजीन्स, संगीत आदि सुकून के लिए
13. डिस्पोजेबल पैंटी।

जन्म के बाद

1. पाजामा और नाइट गाउन, जो सामने की तरफ से खुलता हो
2. नर्सिंग ब्रा
3. कॉटन पैड
4. आईना, डिस्पोजेबल टिश्यू
5. नैप्पी और नैप्पी का थैला/बैग
6. नैप्पी रैश क्रीम
7. मोजे/बूट
8. बच्चे का ब्रश/शैंपू
9. कंबल
10. इयरप्लग
11. बेबी वाइप्स (बिना गंधवाला पोंछा)।

□

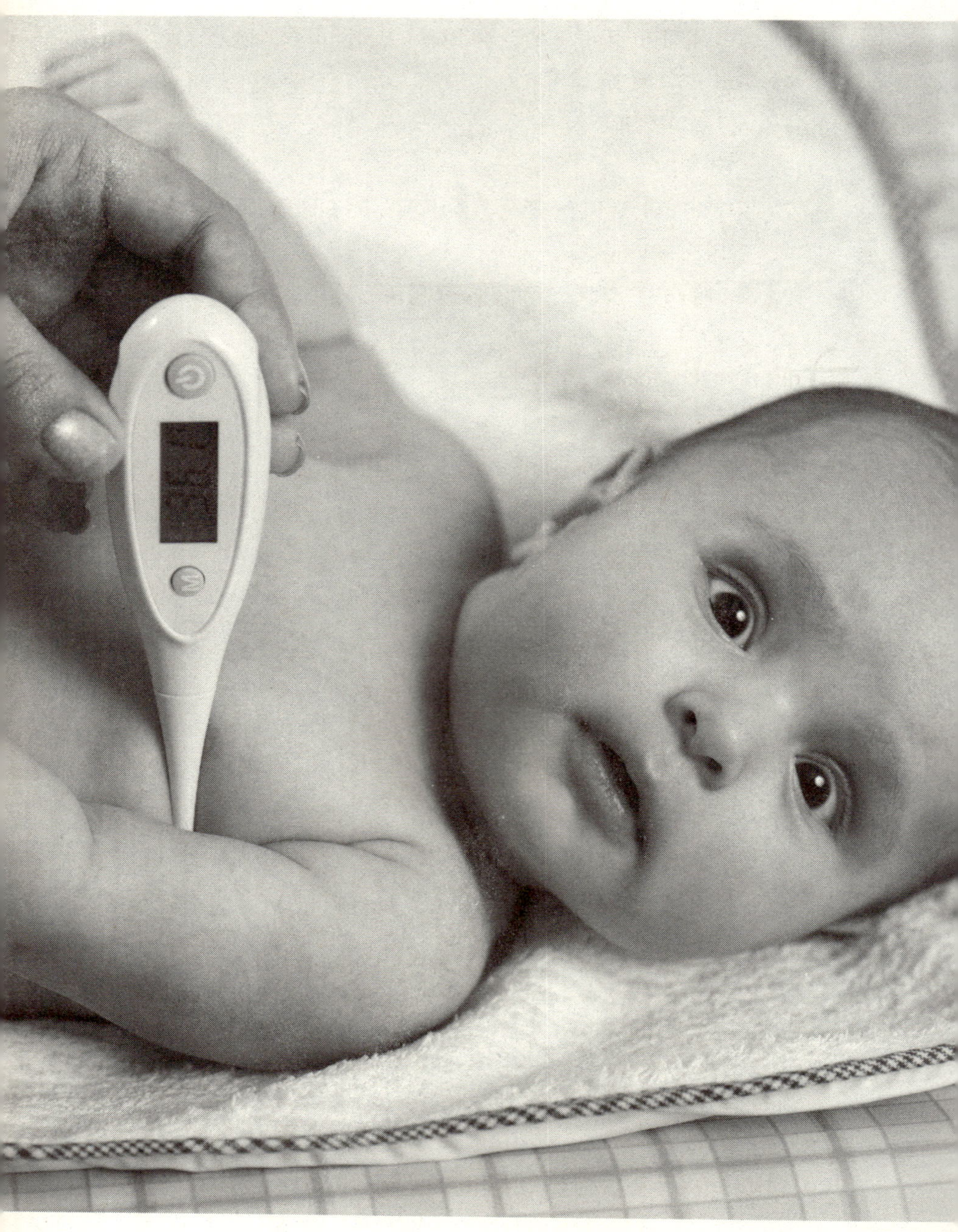

19

नवजात शिशु में चेतावनी के लक्षण

चेतावनी के लक्षण, जिन्हें देखने के बाद तत्काल डॉक्टर से संपर्क करना चाहिए—

1. अगर आपका बच्चा जन्म के 36 से 48 घंटे के बीच हरे-काले रंग का शौच (मेकोनियम) नहीं करता है।
2. अगर आपका बच्चा जन्म के 24 घंटे के अंदर यूरिन (पेशाब) नहीं करता है या हर 6 से 8 घंटे में यूरिन नहीं करता है या 24 घंटे में पाँच बार से कम डायपर गीला करता है।
3. **पीलिया :** आँखों का सफेद रंग पीला हो जाता है। निप्पल रेखा के नीचे त्वचा पीली हो जाती है।
4. **नाभि रज्जु (अमबिकल कॉर्ड) में समस्या :** कॉर्ड के आसपास लाल होना, गंध या मवाद, चमकीले लाल रंग का रक्तस्राव (ब्लीडिंग), जो टी-शर्ट या डायपर पर चौथाई आकार का निशान बना रहा हो।
5. **उलटी :** अगर यह सामान्य से अधिक तेज हो या बार-बार हो (भूख से अधिक)।
6. **स्तनपान में समस्या :** बच्चे का 6 से 8 घंटे बाद भी स्तनपान करने से मना करना।
7. अत्यधिक या अस्वाभाविक रूप से ऊधम मचाना या चिड़चिड़ापन अथवा असामान्य रूप से सुस्ती या नींद।
8. 100^{0} F (फारेनहाइट) से अधिक बुखार होने पर।
9. **डिहाइड्रेशन :** अगर आप बच्चे की त्वचा को चुटकी में लेते हैं तो

यह सूखा हुआ, झुर्रीदार, क्रेप पेपर की तरह मुँह सूखा हो, गहरे पीले रंग का यूरिन और धब्बेदार तालू दिखे।

10. **डायरिया :** लगातार और पानी जैसा शौच (स्टूल) या खून या श्रेष्म के साथ शौच की वजह से वजन कम होता है।
11. **साँस लेने में समस्या :** नीले होंठ, साँस लेने में परेशानी, नाक भरी हुई और साँस लेने के दौरान छाती का गहरा झुकाव जैसे लक्षण।
12. **सायनोसिस :** त्वचा व नाखून का नीला रंग।
13. **मांसपेशियों में सुस्तपन :** किसी भी घुटने या जोड़ में असमान गति, दोनों तरफ या सीमित गतिशीलता।
14. जीभ में या मुँह के अंदर सफेद थक्के।
15. पेशाब करने के दौरान लाल रंग की ब्लीडिंग, सूजन या दुर्गंध।
16. **लाल आँखें :** गरमी के मौसम में बहुत सामान्य है।
17. **शौच :** जोरदार उलटी के साथ कब्ज और पेट का फूलना।
18. **हिचकी, छींकना और जम्हाई :** पेट के विस्तार और मध्यच्छद (डायाफ्राम) की जलन के कारण आमतौर पर दूध पीने के बाद हिचकी आती है। नाक में स्राव से जलन की वजह से छींक आती है और यह सामान्य है। जम्हाई भी सामान्य है।
19. **बहुत ज्यादा रोना :** यह आमतौर पर भूख या कुछ परेशानी, जैसे डायपर गीला होने या कड़ा शौच होने या पेशाब निकलने से पहले या डायपर की वजह से लाल छाले की वजह से हो सकता है।
20. **शाम के समय का पेट दर्द :** हर दिन एक सटीक समय पर उत्तेजित होकर बहुत अधिक रोना और इससे बचने के लिए आप अपने बच्चे को घुमाने ले जा सकते हैं, गले से लगा सकते हैं, चूम सकते हैं या उन्मुख (प्रोन) स्थिति में रख सकते हैं।

□

20

कामकाजी महिलाओं में गर्भावस्था

अगर आप स्वस्थ हैं और सामान्य गर्भावस्था है तो आप डिलीवरी के दिन तक या उसके आसपास तक अपना काम जारी रख सकती हैं। गर्भावस्था के अंतिम दिनों में आप को आसानी से थकान आती है। इस कारण से जितना संभव हो, उतना सुकून से रहें।

कार्य-स्थल पर कारक, जो जन्म के समय बच्चे के कम वजन एवं गर्भावस्था में उच्च रक्तचाप और समय से पूर्व प्रसव की संभावना का कारण बनते हैं, जैसे—

- शारीरिक रूप से कठोर काम, जिसमें अधिक वजन उठाना भी शामिल है।
- लंबे समय तक खड़े रहना।
- अनियमित और अत्यधिक घंटे।

अगर आप भारी काम कर रही हैं तो संभव हो तो कम शारीरिक श्रमवाला काम, जैसे डेस्क जॉब, लें या थकान दूर करने के लिए कभी-कभी छुट्टी ले सकती हैं।

अगर आप ऐसे क्षेत्र में काम करती हैं, जहाँ आप ज्ञात प्रजनन संबंधी खतरों जैसे सीसा व पारा जैसे भारी धातुओं; कार्बनिक घोल, जैसे—रसायन, कुछ जैविक तत्त्व और विकिरण के संपर्क में आती हैं तो आपको अपनी नौकरी बदल लेनी चाहिए या काम से छुट्टी ले लेनी चाहिए। ये टेराटोजेन एजेंट (भ्रूण को नुकसान पहुँचानेवाले तत्त्व) होते हैं, जिनकी वजह से कई समस्याएँ जैसे—गर्भपात, समय पूर्व प्रसव, जन्म से ही संरचनात्मक कमी और असामान्य भ्रूण हो

सकता है, जब महिला गर्भावस्था के दौरान इनके संपर्क में रहती है।

आप इन खतरों के संपर्क में तब आ सकती हैं, जब आप कंप्यूटर चिप फैक्टरी, ड्राइक्लीन प्लांट, रबर फैक्टरी, ऑपरेटिंग रूम, डार्क रूम, टोल बूथ, पोटरी स्टूडियो, जहाज निर्माण के कारखाने और प्रिंटिंग प्रेस आदि में काम करती हैं।

सबसे आम परिस्थितियाँ, जिसमें गर्भावस्था के दौरान आपको काम बंद कर देना चाहिए या काम के घंटे कम करने चाहिए—

- अगर आपको समय पूर्व प्रसव का जोखिम है। इसमें वे महिलाएँ भी शामिल हैं, जिनको जुड़वाँ या उससे अधिक बच्चों की संभावना है। अगर आपको उच्च रक्तचाप है या प्राक्गर्भाक्षेपक (प्रीइक्लेंपसिया) का जोखिम हो।
- अगर आपको गर्भाशय ग्रीवा में कमजोरी या गर्भावस्था में बाद के महीनों में गर्भपात का इतिहास है।
- अगर आपके बच्चे का विकास सही नहीं है।

अपने कार्यस्थल में आपको किस तरह की देखभाल की जरूरत है ?

- अगर आपको महसूस हो रहा है तो अस्पताल जाने के लिए तैयार रहें।
- अपनी छुट्टियाँ और अपने काम व प्रोजेक्ट की योजना बनाएँ।
- अपने वरिष्ठ अधिकारियों व साथियों को विश्वास में लें और किसी भी तरह की अनहोनी की उन्हें जानकारी देते रहें।
- विराम लें—

1. अगर आप खड़ी रहती हैं तो पैरों को ऊपर रखें या आसपास चलें— मांसपेशियों में गतिशीलता से पैर, एड़ी एवं पीठ में ब्लड पहुँचता है और वापस हृदय तक आकर फिर से संचारित होता है।
2. अगर आप बैठी रहती हैं तो हर दो घंटे में खड़ी हों और पैदल चलें। इससे आपके पैर और टखने की सूजन कम होगी और यह आपको अधिक आराम देगा।

- आरामदायक जूते और ढीले कपड़े पहनें।
- खूब पानी पिएँ। यह आपको काम से ब्रेक लेने का मौका देगा।

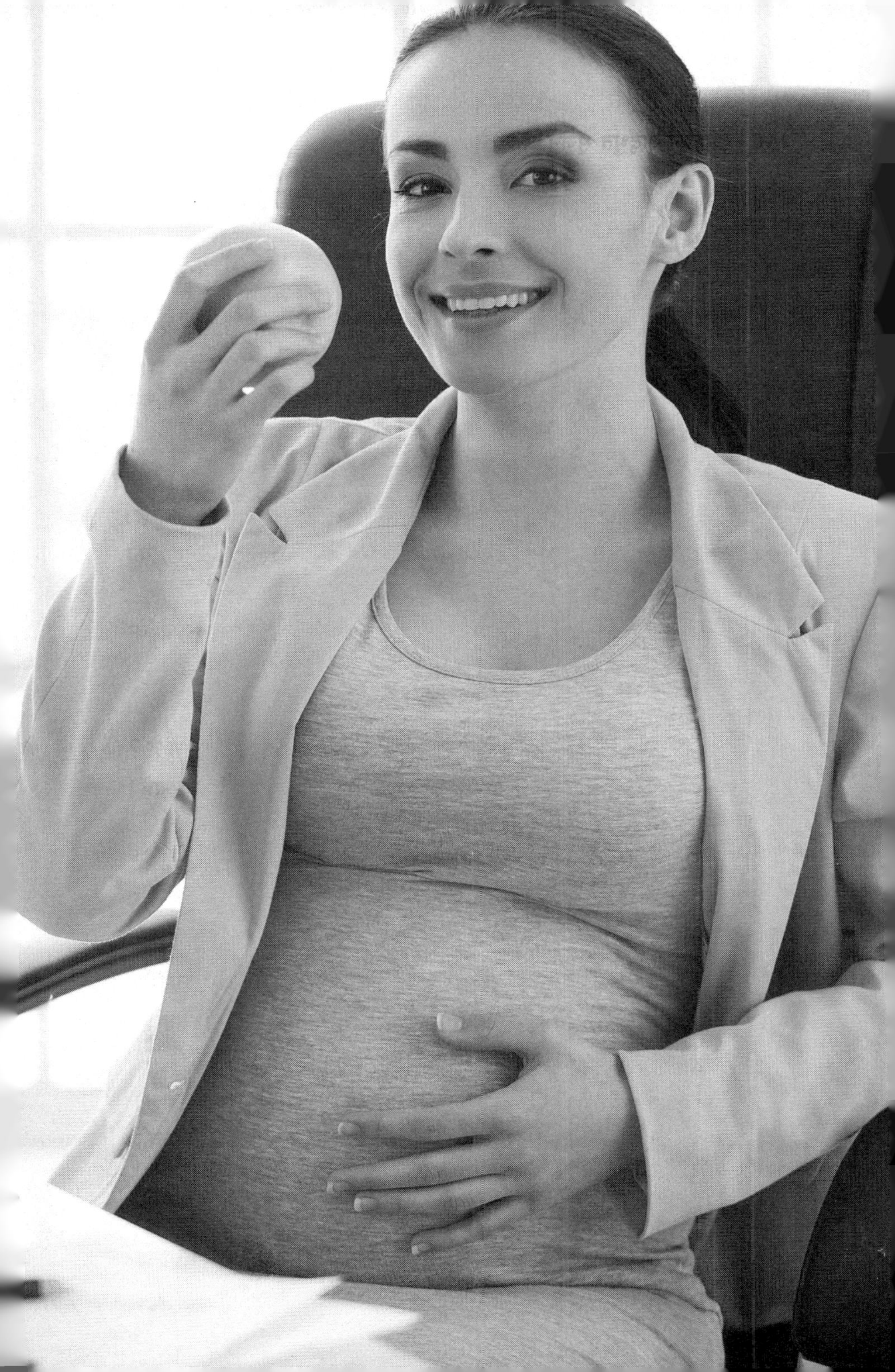

- जब भी जरूरत महसूस हो, बाथरूम जाएँ।
- नियमित आहार लें और पोषक नाश्ता लें। घर से पका हुआ पौष्टिक खाना और नाश्ता लेकर आएँ। नियमित अंतराल पर इन्हें खाते रहें। नियमित नाश्ता रक्त में क्षार को कम नहीं होने देगा और मॉर्निंग सिकनेस नहीं होगी। लंच ऐसा लें, जो पोषक हो और जिससे पूर्ण आहार मिले।
- तनाव कम करें। अगर आप अपने कार्यस्थल के तनाव को दूर नहीं कर पा रही हैं तो उससे निपटने के उपाय तलाशें, जैसे स्ट्रेचिंग करें। गहरी साँस वाले व्यायाम या योग करें अथवा साधारण तरीके से थोड़ी देर पैदल चलें।
- जब भी मौका मिले, आराम करें। जितना भारी आपका काम हो,

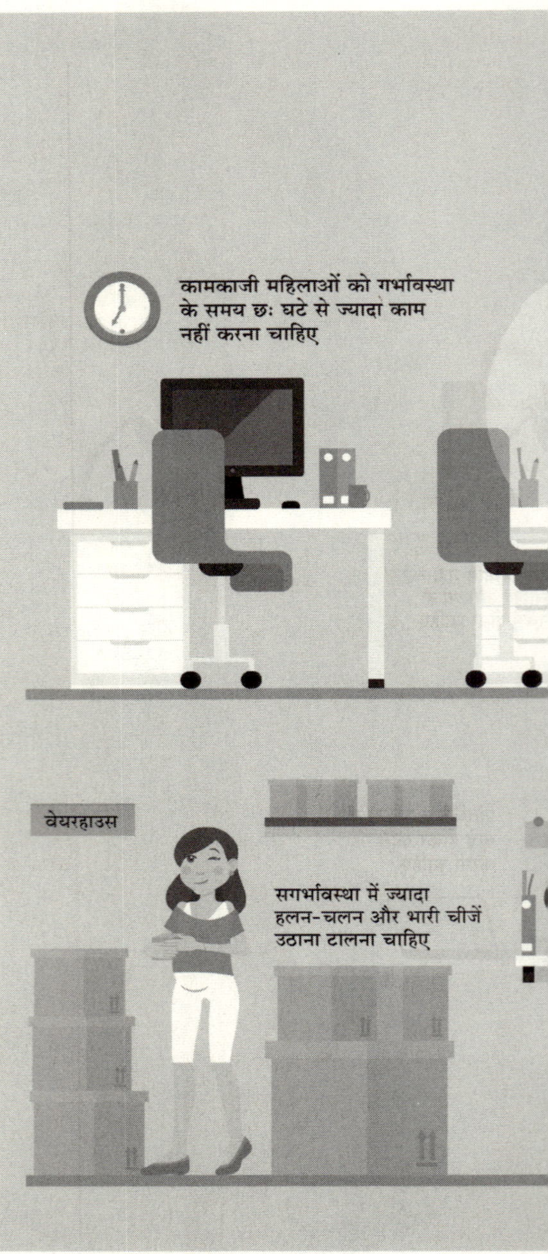

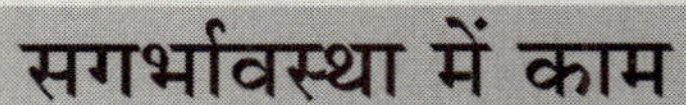

आपको छोटा सा
नाश्ता लेना चाहिए
जैसे कि - ड्राय फ्रूटस, मूसली,
सेब, बिस्कुट

अगर आप लगातार बैठकर काम कर रही हैं
तो आपको थोड़ी देर बाद काम से ब्रेक
लीजिए और टहलना चाहिए

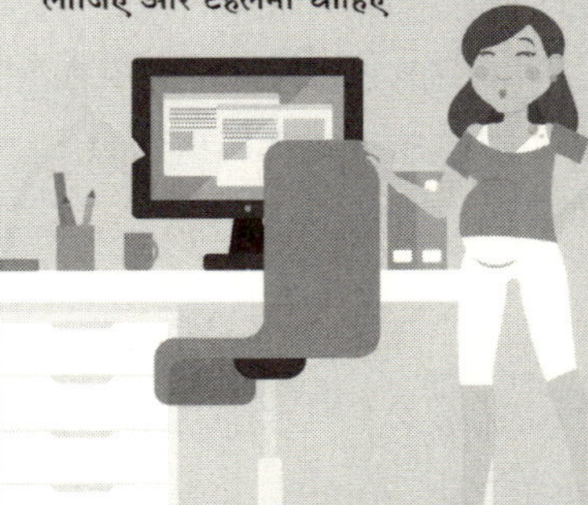

ज्यादा काम नहीं करना
चाहिए और ना ही
नर्वस होना चाहिए

सगर्भा स्त्री को ओवरटाईम और सप्ताह
के अंत में काम नहीं करना चाहिए

प्रतिदिन 3 घंटे से ज्यादा
खड़े होकर काम नहीं
करना चाहिए

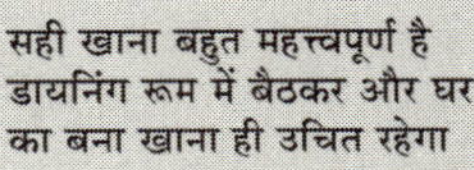

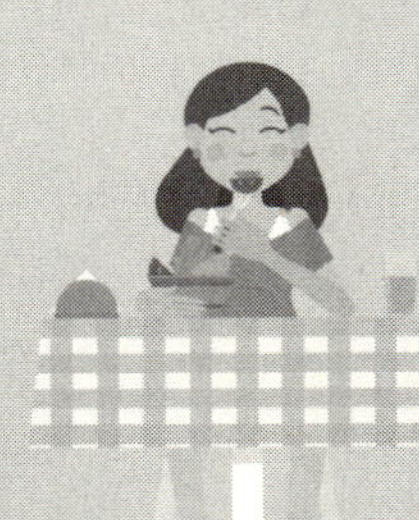

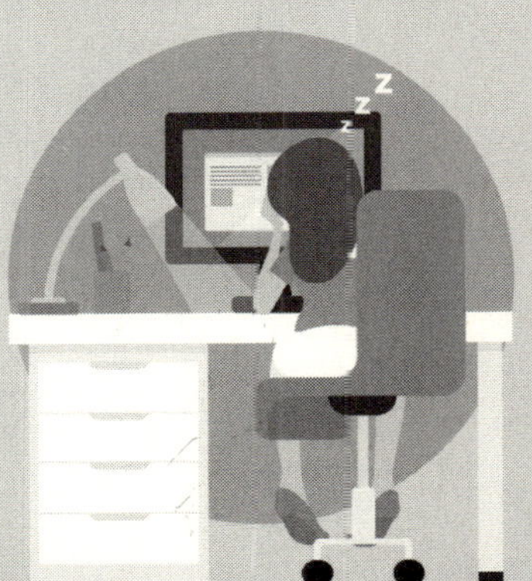

कार्यस्थल से बाहर उतना ही कम शारीरिक गतिविधि करें। अगर आप थका हुआ महसूस कर रही हैं तो आराम करने के लिए एक सामयिक अवकाश लें।

- ओवरटाइम कम करें, विशेषकर उस नौकरी में, जिसमें शारीरिक गतिविधि की ज्यादा जरूरत होती है।
- मदद स्वीकार करें। अगर आपके साथी आपके बच्चे के लिए आपकी कुछ मदद करना चाहती हैं तो उसे अन्यथा न लें। खुद को सौभाग्यशाली समझें कि आपको इतना अच्छा कार्यस्थल मिला है। यह आपके जीवन का कठिन और विशेष समय है और यह बहाना ही होगा कि जब आप काम पर होती हैं तो हर दिन कुछ नहीं बदलता।

□

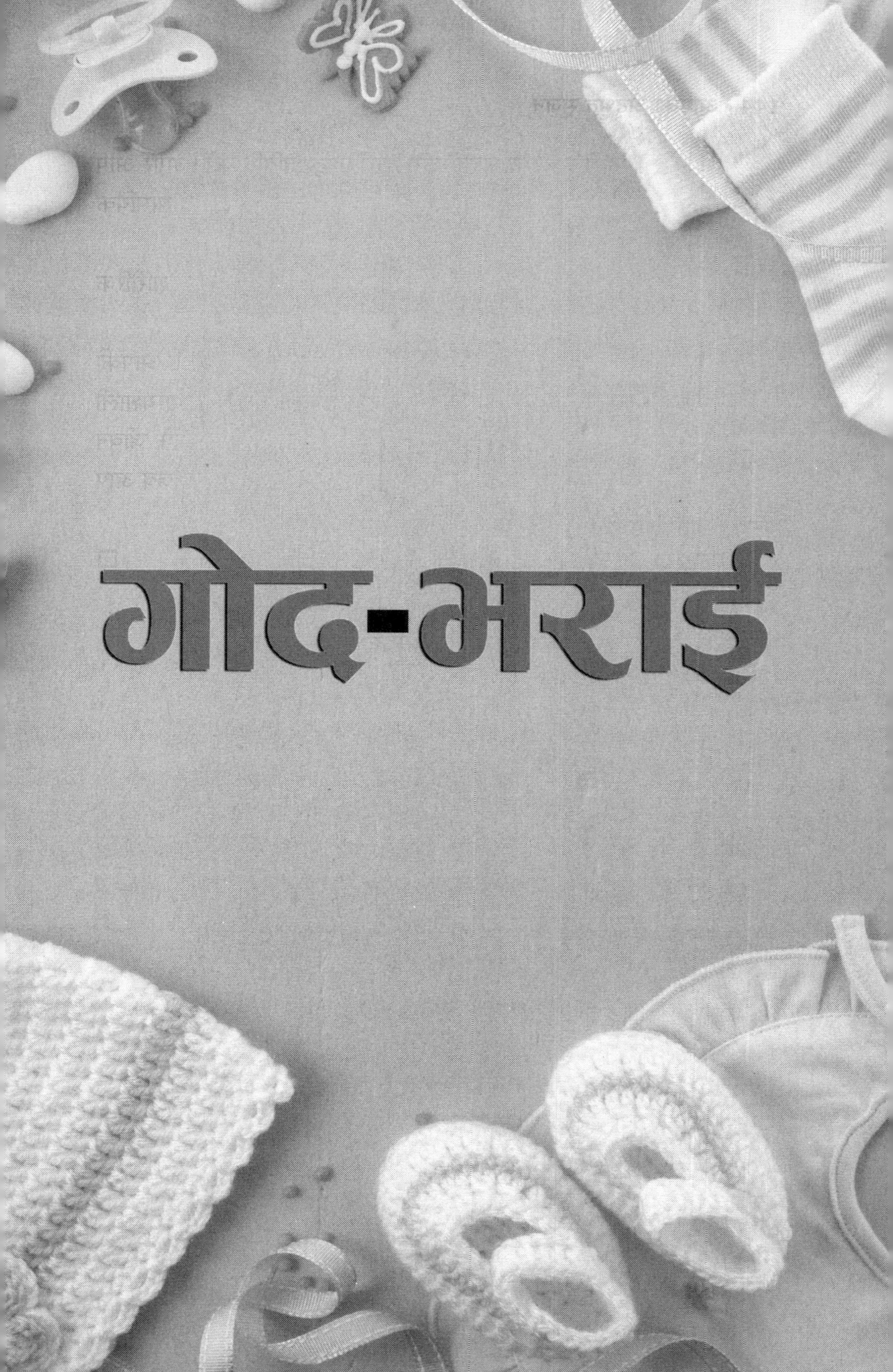
गोद-भराई

21

गोद-भराई

गोद-भराई क्या है ?

गर्भावस्था के दौरान जन्म लेनेवाले बच्चे के स्वागत में होनेवाले आयोजन को गोद-भराई कहते हैं। इसमें परिवार के लोग होनेवाली माँ को मातृत्व का आशीर्वाद देते हैं। हिंदी में गोद-भराई का मतलब है—बहुतायत में 'गोद भरा रहे'।

गोद-भराई कब करनी चाहिए ?

यह उस समुदाय पर निर्भर करता है, जिसमें वह परिवार आता है। कुछ परिवारों में यह आयोजन गर्भावस्था के सात महीने पूरे होने के बाद किया जाता है। यह माना जाता है कि सात महीने के बाद माँ और बच्चा सुरक्षित अवस्था में आ गए हैं। कुछ परिवारों में यह आठ महीने पूरे होने के बाद किया जाता है। कुछ परिवारों में गोद-भराई का आयोजन नहीं किया जाता है। वे बच्चे के जन्म के बाद केवल पूजा को प्राथमिकता देते हैं।

गोद-भराई को मनोरंजक बनाने के कुछ टिप्स

आपकी गोद-भराई आपके परिवार के लिए एक अद्भुत समय है, जिसमें एक साथ सभी आते हैं और आपकी गर्भावस्था तथा आनेवाले बच्चे का आनंद मनाते हैं। यहाँ कुछ टिप्स दिए जा रहे हैं, जो आपको इस विशेष दिन का आनंद लेने में मदद करेंगे।

- समारोह से पहले पर्याप्त आराम करना बेहतर विचार है, क्योंकि यह बहुत ही थकाऊ और व्यस्ततापूर्ण हो सकता है।
- मौसम के अनुसार आप अपने लिए साड़ी, लहँगा या सलवार-कमीज चुन सकती हैं। बहुत गरमी के मौसम में भारी कढ़ाई वाली ब्रोकेड या सिल्क साड़ी से आपको परेशानी हो सकती है।
- गोद-भराई के लिए बननेवाला खाना बहुत व्यापक होता है, जिसमें मिठाई और तली हुई चीजें शामिल होती हैं। आपको जो पसंद है, उसमें से थोड़ी मात्रा में खाएँ और अगर आपका पेट भरा हुआ लग रहा है तो विनम्रता से अधिक खाने से मना कर दें।
- अगर आप अतिथियों का कुछ मनोरंजन करना चाहती हैं तो कुछ मेहँदी कलाकारों को बुला सकती हैं, जो मेहँदी टैटू या मेहँदी डिजाइन आपके

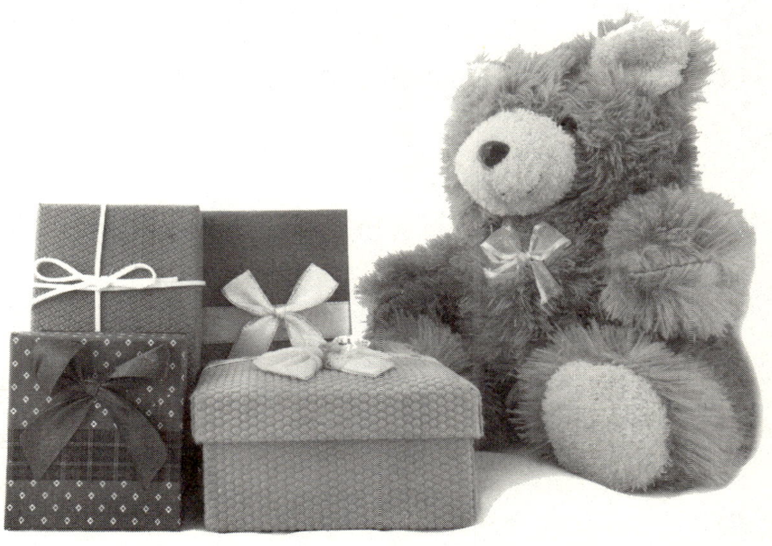

अतिथियों के हाथों पर बना सकते हैं।

- रिटर्न गिफ्ट के रूप में अतिथियों को सामान दे सकते हैं, जैसे—दुपट्टा, स्टॉल, स्कार्फ, सुंदर चूड़ियाँ, कॉस्मेटिक, परफ्यूम या कुमकुम बिंदी का सेट दे सकती हैं।

गोद-भराई का कार्यक्रम परिवार एवं मित्रों से मिलने का एक बड़ा आयोजन है। आप अपने नजदीकी मित्रों एवं परिवारजनों का समूह बना सकती हैं, जो आपके लिए आए हैं और गर्भावस्था की अंतिम तिमाही तथा बच्चे के आने के बाद वे आपकी मदद करेंगे।

□

22

गर्भ संस्कार

गर्भ संस्कार अपने अंदर बढ़ रहे बच्चे के लिए भावनात्मक, मानसिक, शारीरिक व आध्यात्मिक रूप से अपने आप को एक अच्छी अवस्था में रखने का तरीका है। इसे करने के लिए प्राचीन ग्रंथ ये सुझाव देते हैं—

- संगीत सुनें
- सकारात्मक सोचें
- पौष्टिक आहार लें
- योग करें
- ध्यान लगाएँ और प्रार्थना करें
- रचनात्मक बनें
- अपने गर्भ में पलनेवाले बच्चे से बात करें।

संगीत किस तरह बढ़ रहे बच्चे की मदद करता है ?

आपका अजनमा बच्चा सात महीने के बाद से आवाज सुनने लगता है और प्रतिक्रिया देता है। इसलिए अगर आप संगीत सुनती हैं तो माना जाता है कि बच्चा भी सुनने में सक्षम हो सकता है। कुछ विशेषज्ञों का मानना है कि संगीत सुनना आपके बच्चे के मस्तिष्क के विकास को प्रोत्साहित करेगा, साथ ही सुनने की भावना भी बढ़ाएगा। आप सितार या वायलिन जैसे वाद्य यंत्रों की सुखदायी धुनों को सुन सकती हैं। आप गर्भवती श्लोक या गाने अपने बच्चे के लिए गा सकती हैं। कई स्टोर गर्भवती महिलाओं के लिए विशेषकर बनाई गई संगीत की

सी.डी. या डी.वी.डी. को बेचते हैं। अपने बच्चे को सक्रिय करने के अलावा संगीत सुनना आपके लिए तनाव दूर करने का बेहतर उपाय है।

अपनी गर्भावस्था के दौरान सकारात्मक कैसे रहें ?

गर्भावस्था के दौरान अप्रत्याशित हार्मोन का स्तर आपको सामान्य से ज्यादा भावुक बना सकता है। इसलिए अगर आप खुश और तनाव-मुक्त रहना चाहती हैं, हो सकता है, उसमें उतार-चढ़ाव हो। आप अपने द्वारा की गई चीजों को सोचकर खुश रह सकती हैं और उनके लिए प्रयास कर अतिरिक्त समय निकालें।

अगर आपके पास अपने शौक पूरे करने के लिए समय नहीं है तो पुस्तकें पढ़ना या अच्छी फिल्में देखना अच्छा तरीका हो सकता है। गर्भ संस्कार के अनुसार, माना जाता है कि गर्भावस्था के दौरान शिक्षाप्रद पुस्तकें पढ़ने से बच्चे के मन पर ज्ञान का संस्कार जाता है। इस कारण वर्षों से गर्भवती महिलाओं को पौराणिक कहानियाँ और धर्मग्रंथों को पढ़ने के लिए प्रोत्साहित किया जाता है, ताकि अच्छे नैतिक मूल्य बच्चे तक पहुँचें। अगर आप कुछ ज्यादा आधुनिक चीजों को प्राथमिकता देती हैं तो आप अन्य पुस्तकें पढ़ सकती हैं। यह कुकिंग, स्व-सहायता, रोमांस, नर्सरी के गीत या परियों की कहानियाँ हो सकती हैं, जो आपको ज्यादा खुशी दें। अच्छी कॉमेडी या सुखद अंतवाली फिल्में आपकी आत्मा को सुकून दे सकती हैं।

अपने आपको सकारात्मक सुझाव दें, जैसे—

- कुछ भी गलत नहीं होगा। आपका डॉक्टर बहुत ही अच्छा है और किसी भी तरह की समस्या होने पर वे सँभाल लेंगे, इसलिए चिंता करने की कोई बात नहीं है।
- आप स्वस्थ हैं और गर्भावस्था एवं बच्चे के जन्म को अच्छे से सँभालने में सक्षम हैं।
- आपका बच्चा स्वस्थ है, अच्छे से विकसित हो रहा है आदि।
- आप अपने जीवन के अच्छे पलों को याद करें या छुट्टी पर जाएँ, या

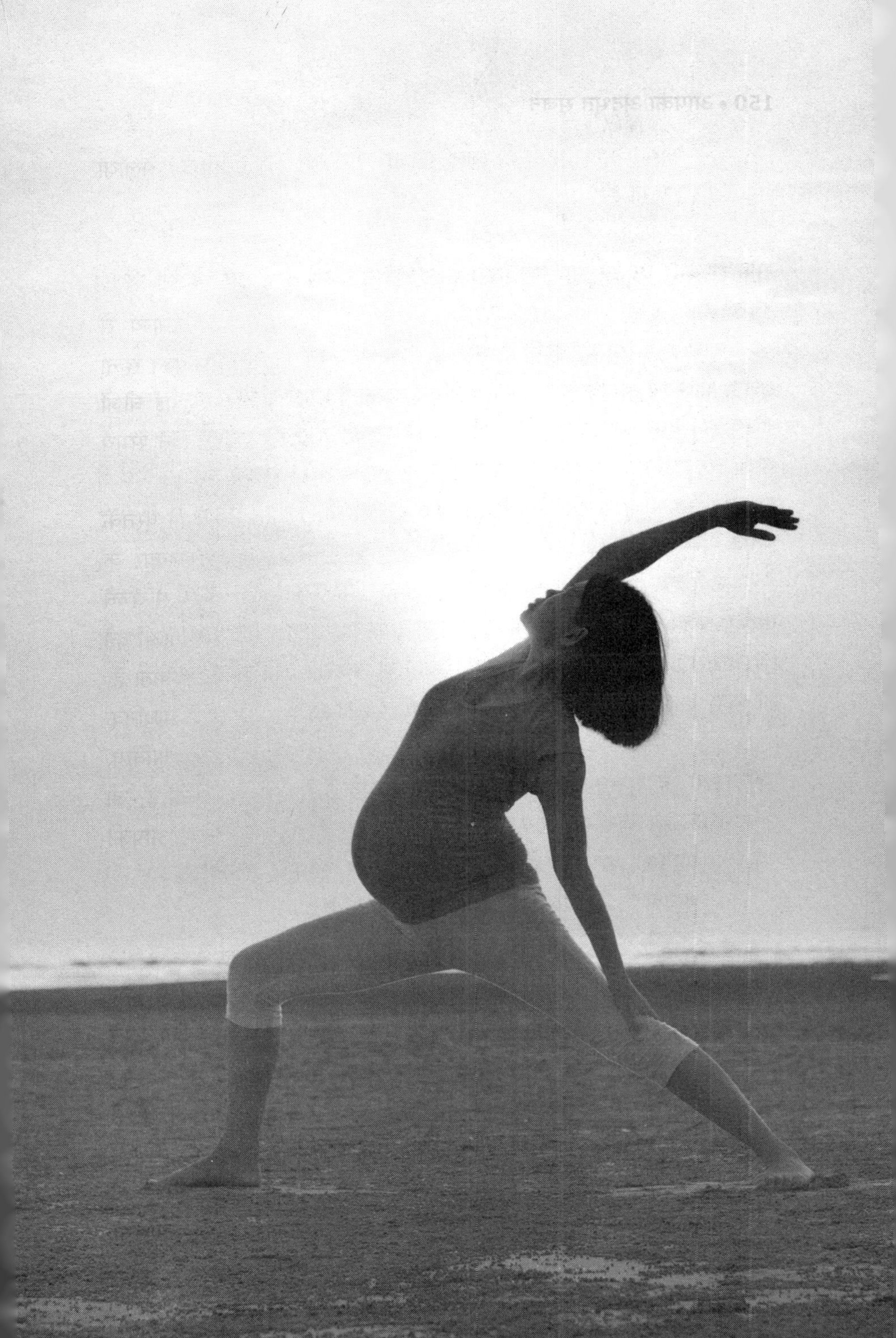

शायद आप अपने प्रियजनों की तसवीरों को अपने चारों तरफ लगा सकती हैं।

गर्भ संस्कार के अनुसार गर्भावस्था के दौरान किस तरह का भोजन अच्छा रहता है ?

जब आप गर्भवती रहती हैं, तब आप जो भी करती हैं, संभवत: सही भोजन करना भी सीधे आपके बच्चे को प्रभावित करता है। गर्भ संस्कार गर्भावस्था के दौरन सात्त्विक आहार या शुद्ध भोजन की सलाह देता है। इसका मतलब है, ताजा वस्तुओं का उपयोग कर केवल ताजा भोजन करें। इसका यह भी अर्थ है कि संतुलित मात्रा में खाएँ। सात्त्विक पकवान वह है, जिसमें पर्याप्तता में सभी पोषक तत्त्व हों।

सात्त्विक भोजन में सभी विभिन्न प्रकार के स्वाद हैं—मीठा, कड़वा, खट्टा, नमकीन, तीखा और कसैला। एक सात्त्विक आहार का अर्थ यह भी है कि मसालेदार, खमीर-युक्त प्रसंस्कृत खाने से बचना। ऐसा माना जाता है कि सात्त्विक आहार से आप और आपका बच्चा स्वस्थ रहेगा।

गर्भावस्था के दौरान योग करने के क्या फायदे हैं ?

गर्भावस्था के दौरान योग के फायदे इस प्रकार हैं—

- आपकी मांसपेशियों के लचीलेपन और लोच (इलास्टिसिटी) को बढ़ाता है, जो प्रसव के दौरान उपयोगी होता है।
- आपके रक्त-संचार को बेहतर करता है, जो गर्भावस्था से संबंधित पीठ दर्द और पैरों की ऐंठन को कम करने में सहायक है।
- प्रसव के दौरान दर्द सहने की क्षमता को बढ़ाता है।
- आपके वजन को सही बनाए रखने में सहायक होता है।
- आपको शांत और आराम से रखता है।
- प्राणायाम और योग में साँस लेने की तकनीक विशेष रूप से आपको तनाव-मुक्त रखती है।

गर्भावस्था के दौरान ध्यान और प्रार्थना किस तरह सहायक होते हैं ? ध्यान

योग के साथ गर्भ संस्कार का आंतरिक संबंध है। यह आपके दिमाग को शांत रखने और एकाग्रता बढ़ाने में सहायक है। ऐसा करने से माना जाता है कि आप अपने बच्चे की मदद कर रही हैं। आप अपने बच्चे को तनाव-मुक्त परिवेश में उसे विकसित होने की क्षमता प्रदान कर रही हैं।

ध्यान में मन की शून्य स्थिति प्राप्त करने की कोशिश होती है, जब आप कुछ भी नहीं सोचतीं और आपका मन खाली रहता है।

ध्यान का प्रयास करने के दौरान आप अपने बच्चे की कल्पना कर सकती हैं और हर साँस के साथ सोचें उन सभी आश्चर्यजनक अनुभवों के बारे में, जो आप उसके साथ साझा करना चाहती हैं। कई माताओं ने पाया है कि इस प्रक्रिया से उन्हें ज्यादा आनंद मिलता है और अपने अंदर पल रहे बच्चे से बेहतर तरीके से जुड़ाव होता है। प्रार्थना करना और अन्य आध्यात्मिक गतिविधियाँ गर्भ संस्कार का एक महत्त्वपूर्ण हिस्सा हैं। माना जाता है कि इससे आपके बच्चे में आध्यात्मिक विकास होता है। अजनमे बच्चे के विशेष मंत्र और श्लोक हैं। इससे बच्चे में अच्छे गुणों जैसे बुद्धिमत्ता, अच्छा स्वास्थ्य, प्रसन्नता और अच्छे नैतिक मूल्यों के लिए प्रार्थना शामिल है।

रचनात्मकता गर्भावस्था के दौरान कैसे सहायक होती है?

गर्भावस्था के दौरान एक शौक को पूरा करने से माना जाता है कि यह आपके बच्चे के समग्र विकास को बढ़ाएगा। आप विभिन्न रचनात्मक चीजों में हाथ आजमा सकती हैं, जैसे पेंटिंग और बुनाई। इन दिनों कई माँ बननेवाली महिलाएँ अपने हाथ गणित, शास्त्रीय संगीत, शतरंज या विज्ञान आधारित शिल्प में आजमा रही हैं, ताकि उनके बच्चे की बुद्धि का विकास हो। अगर कुछ और नहीं तो एक शौक आपको कुछ दिलचस्प बनाता है और यह तनाव भगाने का सबसे बेहतर साधन है।

अपने अजनमे बच्चे से मैं कैसे बात कर सकती हूँ?

अपने पेट पर हाथ फेरना, बात करना और गाना गाना संचार के लोकप्रिय तरीके हैं। आप और आपके पति आपके पेट पर हाथ फेर सकते हैं। आप अपने

बच्चे से रोजाना अलग-अलग विषयों पर बात कर सकती हैं। आप उसे बता सकती हैं कि उसके आने से जीवन में कितनी खुशियाँ आ गई हैं। परिवार के सुखदायक पलों को साझा करें या अपनी भविष्य की योजनाओं के बारे में उसे बताएँ। आपको पहले यह अजीब लगेगा। पहले इसे समय दें, यह जल्द ही आप में बढ़ने लगेगा।

गर्भ संस्कार में अपने बच्चे से बात करना या गर्भ संवाद को सबसे महत्त्वपूर्ण पहलू माना गया है। माना जाता है कि इंद्रियों को प्रेरित कर शारीरिक और मानसिक विकास में सहायक होता है। साथ ही यह आपके और आपके बच्चे के बीच मजबूत बंधन का निर्माण करता है।

क्या इन दिनों गर्भ संस्कार सिखाने के लिए नई तकनीक की कार्यशालाएँ होती हैं?

गर्भ संस्कार की अवधारणा तेजी से लोकप्रिय हो रही है। इसका परिणाम है कि गर्भ संस्कार की कार्यशालाएँ गर्भवती महिलाओं को समझाने और अभ्यास में लाने के लिए आयोजित की जा रही हैं। कुछ कार्यशालाएँ नई तकनीक पर आधारित हैं, जिसका सिद्धांत है माँ और बच्चे का सकारात्मक विकास बढ़ाना। इनमें से कुछ यहाँ पर हैं—

आत्म-सुझाव और आत्म-सम्मोहन—

यह ध्यान की एक तकनीक है, जो मन पर हावी हो रहे किसी विचार को वास्तविकता में बदलने के सिद्धांत पर आधारित है। इस वजह से गर्भवती माताओं को इस तकनीक की जरूरत होती है। वे अपने दिमाग को पूरी तरह से खाली करें और इसके बाद अपने बच्चे के बारे में कल्पना करें कि अंदर वह अच्छे से बढ़ रहा है और स्वस्थ है। इस तरीके से आपका बच्चा स्वस्थ होगा और आप उसके साथ सकारात्मक बंधन पैदा करेंगी।

रंग चिकित्सा (कलर थैरेपी) : प्रकाश और रंगों का उपयोग करके आपके शारीरिक, भावनात्मक, आध्यात्मिक या मानसिक ऊर्जा को संतुलित किया जाता है। माना जाता है कि इस तरह की चिकित्सा से आपका विकास होता

है और साथ ही आपके बच्चे का भी। कुछ लोगों का मनना है कि इससे बच्चे की आँखें विकसित होती हैं।

सुगंध चिकित्सा (अरोमा थेरैपी) : यह जरूरी तेलों और अन्य सुगंधित पदार्थों का उपयोग शरीर व मन को शांत करने और पाँचों इंद्रियों को तेज करने के लिए किया जाता है। कुछ कार्यशालाओं में हर्बल दवा या सप्लीमेंट भी दिया जाता है। बेहतर होगा कि इनमें से कुछ भी लेने से पहले अपने डॉक्टर से चर्चा कर लें।

□

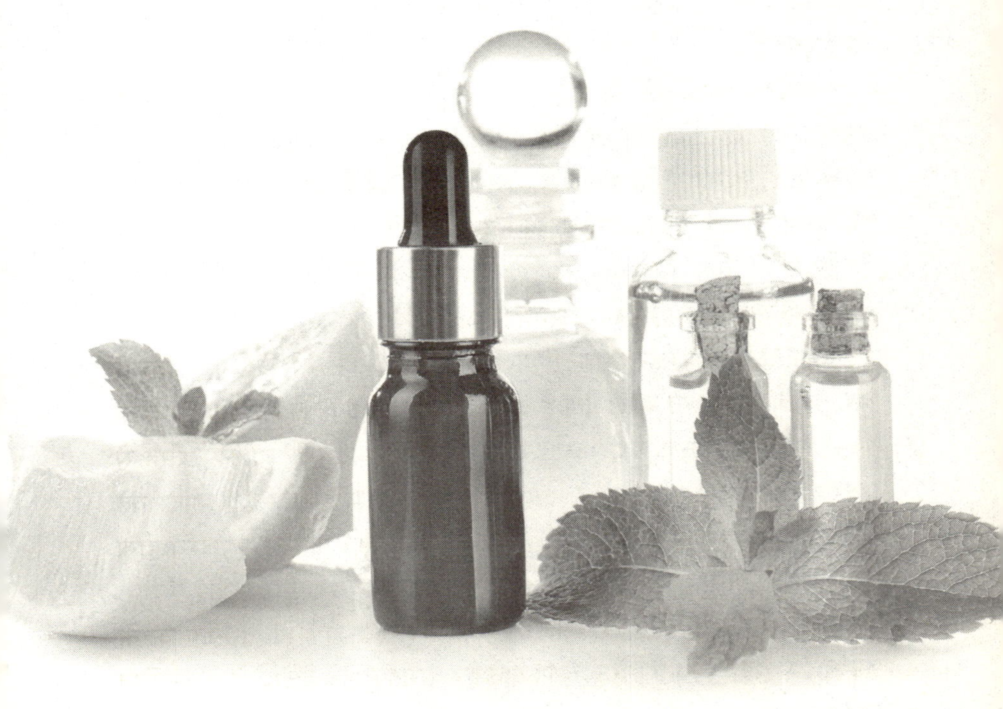

23

पितृत्व

माता-पिता बनना मनुष्य के लिए परिवर्तनकारी प्रक्रिया हो सकती है। जब एक आदमी पिता बनता है तो अपने बच्चे, पत्नी और परिवार को प्यार करने के साथ वह एक गहरा पितृत्व पौरुष के संपर्क में आता है। जब एक पुरुष के जीवन में बच्चा आता है, उसके अंदर भी गहरी भावना और मनोभाव जाग जाते हैं।

महिला बच्चे को नौ महीने तक अपने गर्भाशय में रखती है तो इसका मतलब यह नहीं होता कि गर्भावस्था का प्रभाव पिता पर नहीं पड़ता। भले ही बच्चे के लिए महीनों या सालों में योजना बनाई गई है या अप्रत्याशित हो गया हो, संभवत: आप कई भावनाओं को महसूस करेंगे। एक बच्चे का अर्थ है—नई जिम्मेदारियाँ, चाहे आपकी उम्र कुछ भी हो, जिसके लिए आप तैयार न हों। गर्भावस्था को लेकर आपकी और माता की मिश्रित भावना होगी। यह सामान्य है कि आप दोनों ऐसा महसूस करें। पहली गर्भावस्था बहुत ही महत्त्वपूर्ण होती है। यह आपके जीवन को बदल देता है और यह बदलाव आपको डरा भी सकता है।

आप गर्भ-धारण नहीं करते, लेकिन आप उसमें एक सक्रिय पर्यवेक्षक बनकर उसके सहभागी बनते हैं। आपकी पत्नी को पता होता है कि आप उसके बढ़ते पेट को देखकर खुश होते हैं। बच्चे की किक को महससू करते हैं।

गर्भावस्था को अधिकतर माँ के विषय के रूप में देखा गया है। कुछ ही महिलाएँ मानती हैं कि पिता इसे प्राप्त करता है। और तथ्य है कि वास्तव में पिता इस बारे में बात करते हैं। वे रुचि दिखाते हैं। वे सहानुभूति दिखाते हैं (बिना उस मर्म को जाने)। वे इसके बारे में थोड़ा सा शायद पढ़ना चाहते हैं।

वर्तमान में पुरुष भी शिशु जन्म की प्रक्रिया में सहभागी बनना चाहते हैं। वे वहाँ अपने साथी के साथ रहना चाहते हैं। वे सहयोग और प्रेम के साथ पूरी प्रक्रिया में शामिल होना चाहते हैं।

अपने बच्चे के जन्म में भाग लेने में सक्षम पिता अकसर अपने साथी/पत्नी के साथ इस अनुभव को साझा करते हैं कि यह उनके रिश्ते और जीवन के सबसे महत्त्वपूर्ण पलों में से एक है। यहाँ तक कि अगर जन्म में परेशानी आई हो या सिजेरियन डिलीवरी हुई हो, पुरुष मजबूती से उस महत्त्वपूर्ण पल में साथ रहना चाहता है। बच्चे के जन्म में पिता के महत्त्व को अंततः उस योग्यता को प्राप्त करना चाहिए, जो उसका अधिकार है।

कुछ कदम आगे बढ़ो (पिता बनने पर आप क्या करें ?)

- जन्म से पूर्व की देखभाल में अपनी पत्नी की मदद करें और उसके बारे में पूछें। (इससे लगेगा कि आप केवल देख नहीं रहे हैं, बल्कि उसमें शामिल हैं।)
- इसके अलावा, अल्ट्रासाउंड के दौरान अपने बच्चे की एक झलक पाने का मौका न छोड़ें।
- अगर आपके साथी को आनुवंशिक दोषों की जाँच के लिए एमनिओसेंटेसिस या अन्य प्रक्रिया करनी पड़े तो यह सुनिश्चित करें कि आप उनके साथ हैं।
- अगर आपकी पत्नी अपने आहार में बदलाव और ज्यादा पेय का प्रयास करती हैं तो आप उनका सहयोग करें और जीवनशैली के इस बदलाव को साझा करें। बच्चे को जिस भोजन से नुकसान हो सकता है, उससे उन्हें दूर रखें।
- आप अपने स्वास्थ्य का भी ध्यान रखें।
- खुद शराब की मात्रा कम करें या पूरी तरह से बंद कर दें।
- धूम्रपान न करें। साथ में वॉकिंग या एक्सरसाइज में समय बिताएँ। अपने कार्यस्थल में खर्च किए जानेवाले समय में कटौती करने के तरीके तलाशें, ताकि साथ में घर में ज्यादा समय दे सकें।

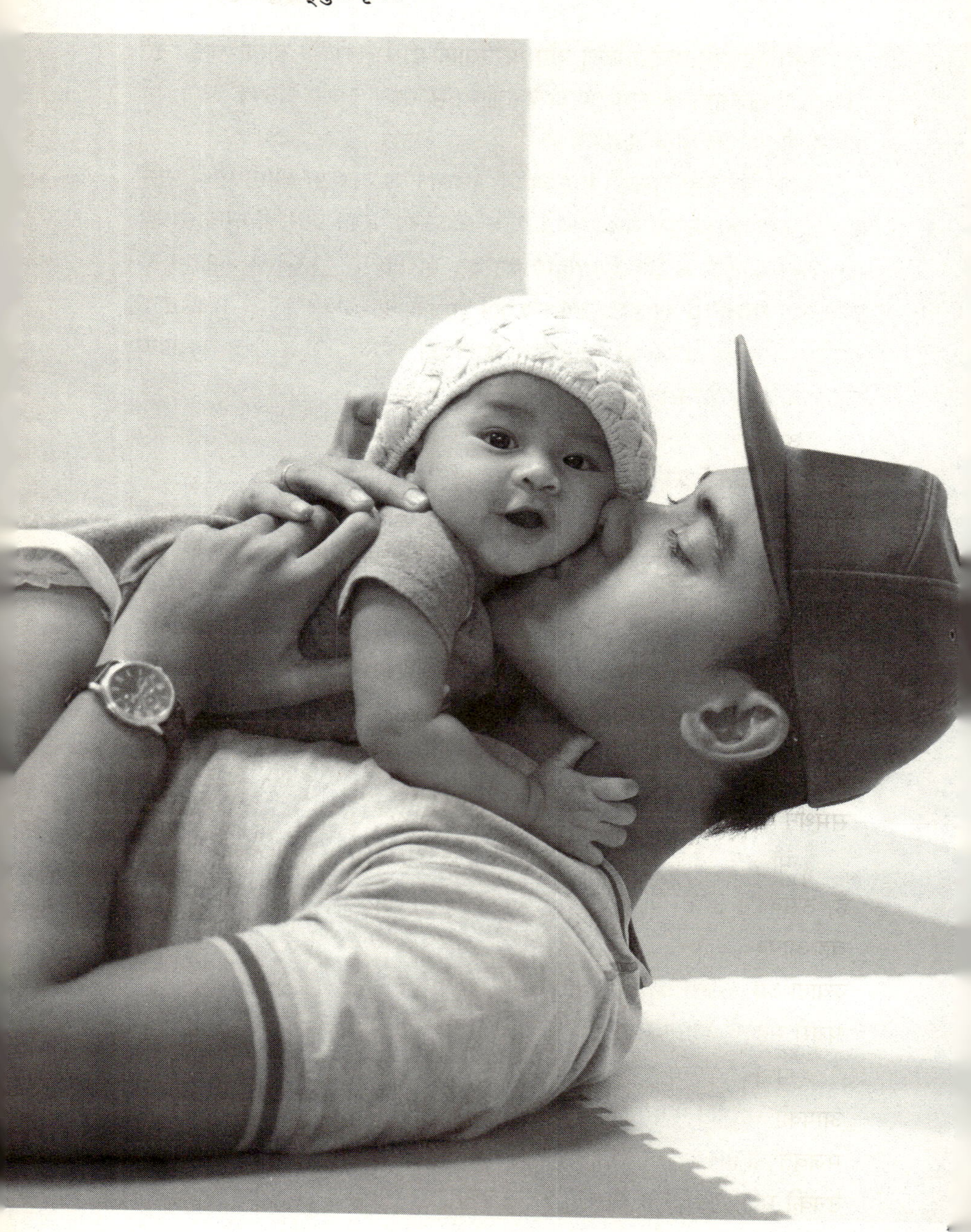

- आपकी पत्नी ज्यादा माँग करनेवाली हो सकती हैं। उनके साथ जाएँ। वह सभी भार उठा रही हैं। कम-से-कम दुकान से राशन आप ला सकते हैं। अगर संभव हो तो पितृत्व अवकाश की व्यवस्था करें। इससे आप अपने बच्चे के जन्म के शुरुआती कुछ दिन या सप्ताह में उसके साथ रह सकते हैं।
- जीवन के इस महत्त्वपूर्ण बदलाव के दौर में पुरुष और महिला की इच्छा में बदलाव सामान्य है। शायद पहले जितना सेक्स करते थे, उतना अब न हो। गर्भावस्था के दौरान शायद इस डर से कि बच्चे को चोट न लगे, पुरुष (और महिला) सेक्स जीवन से दूर हो जाते हैं।

अगर आपको इस बात की चिंता है तो अब इसे रोक सकते हैं। इसका हल यह है कि आप आपस में बात करें कि अपनी इच्छाओं और जरूरतों के बारे में कैसा महसूस कर रहे हैं।

बेशक आप शामिल हैं

जब आप जीवन के सबसे संतोषजनक अनुभव—पितृत्व को प्राप्त करने जा रहे हैं, बेशक आप इस प्रक्रिया में शामिल हैं। हालाँकि यह अपने साथी के साथ व्यक्त करना भी महत्त्वपूर्ण है। अपने साथी के साथ अपनी भागीदारी को व्यक्त करने से उनका तनाव और आशंकाएँ दूर हो जाती हैं और सुरक्षा व समर्थन का भाव आता है।

माँ को भी प्रसन्नता होती है कि माँ के रूप में वह जितने भी दर्द सह रही है, उसकी आप सराहना कर रहे हैं और आप उनके कष्टों की कद्र कर रहे हैं। वह आपके पिता बनने की इच्छा को पूरी कर रही हैं। यह उनके अनुभव को और ज्यादा आनंददायक बनाता है। उनको महसूस होता है कि वह आपके जीवन की सबसे महत्त्वपूर्ण इच्छा पूरी कर रही हैं।

उनका एहसास कि मातृत्व की इस यात्रा में हर पल आप उनके साथ हैं, आपको बहुत ही खास महसूस कराएगा और उनके साथ आपका बंधन और मजबूत होगा। अपने साथी के जीवन की सबसे अधिक जरूरतवाले समय में उनकी मदद करने का अवसर बिल्कुल न छोड़ें।

आप दिखाएँ कि चिंता कर रहे हैं

पिता बनना एक पुरुष के लिए भी उतना ही रोमांचक होता है। आपको पता है कि आपकी पत्नी गर्भावस्था का सारा तनाव एवं पीड़ा उठा रही हैं और आपके परिवार को पूरा करने के लिए प्रसव एवं बच्चे के जन्म के बाद का संभावित तनाव और दर्द उठाएँगी। आप भी इसे महसूस करते हैं और हमेशा उनका बेहतर तरीके से ध्यान रखते हैं। दुर्भाग्य से, पुरुष का स्वभाव ऐसा है कि वह अपनी देखभाल को बहुत प्रभावी ढंग से व्यक्त नहीं कर सकता। वह सामान्य रूप से आपकी और बच्चे की परवाह करता है। महिला की प्रकृति ऐसी है कि वह हमेशा उम्मीद करती है कि आप यह जताएँ कि आप उसकी परवाह करते हैं और गर्भावस्था जैसे तनाव के समय में यह ज्यादा महत्त्वपूर्ण है।

यह करना बहुत ही आसान है, अगर आप इसे लेकर गंभीर व पर्याप्त प्रयास करें तो।

- रोज उनसे पूछें कि कैसा महसूस कर रही हैं।
- उनके शरीर में हो रहे बदलाव, उनकी भावनाओं, असुविधा, परेशानी आदि के बारे में बात करें।

आप उन्हें उनसे दूर नहीं ले जा सकते, लेकिन केवल साझा कर आप उन्हें 50 प्रतिशत राहत दे सकते हैं। वास्तव में, यह बहुत ज्यादा प्रयास नहीं माँगता है।

वे जो खाना पसंद करती हैं, उसे पकाएँ या पकाने में मदद करें और उन्हें सही खाना अपने व बच्चे के लिए खाने के लिए प्रेरित करें।

अस्पताल जाने के दौरान अधिक समय आप उनके साथ रहने का प्रयास करें।

अपनी पत्नी की शिकायतों और समस्याओं को समझने की कोशिश करें। डॉक्टर की ओर से दी गई सलाह व निवारण के बारे में अपनी पत्नी से चर्चा करें। आप उन्हें उन समस्याओं से बाहर निकलने में मदद करें।

आपकी पत्नी नहीं चाहेंगी कि आप अपना व्यवसाय बंद करके उनके साथ ही 24 घंटे रहें। हालाँकि उनकी अपेक्षा रहती है कि आप अधिक-से-अधिक समय उनके साथ रहें। उन्हें कई अज्ञात बातों का डर रहता है। पुस्तकों, इंटरनेट

या डॉक्टर से इन भय के बारे में जानकारी इकट्ठा करें और इन्हें दूर करने में उनकी मदद करें।

आप उनकी देखभाल कर रहे हैं, ऐसा एहसास उनके लिए बहुत मायने रखेगा। इसलिए इस अवसर को जाने न दें।

अरे, अब आप पिता बन गए हैं (आप अपने आप को इसके लिए तैयार करें)

जब आप पिता बनते हैं तो वास्तव में आप बहुत खुश व्यक्ति होते हैं। एक आदमी के लिए संभवत: जीवन का यह सबसे संतोष देनेवाला पल होता है। दुनिया में कोई भी चीज आपको वह खुशी और संतुष्टि नहीं दे सकती, जो पिता बनने पर मिलती है।

अंतत: यह आपके पुरुषत्व और पुरुष अहंकार की अंतिम उपलब्धि है। हालाँकि यह कई जिम्मेदारियाँ भी लेकर आती है। आपकी जिम्मेदारी परिवार के नए सदस्य के प्रति होती है और आपको इसका पालन करना होता है। आर्थिक बोझ भी नई जिम्मेदारी से बढ़ता है। आपकी पत्नी अब बच्चे को पालने में ज्यादा समय देंगी, इसलिए उन्हें बच्चे के लिए ज्यादा समय और ऊर्जा की जरूरत पड़ती है। पहले की तरह वह अब सारे काम नहीं कर पाएँगी। हो सकता है, आपके व्यक्तिगत और व्यावसायिक जीवन में मदद नहीं कर पाएँगी। आपको यह समझना होगा, सहयोग करके इस बदली हुई स्थिति का सामना करना होगा। बेहतर तरीके से व्यवस्था कर अपने जीवन को ज्यादा मनोरंजक बनाना होगा। इससे पूरे परिवार को बदलाव में खुशी-खुशी ढलने में मदद मिलेगी। नए मेहमान का स्वागत करें और सभी मिलकर जीवन को ज्यादा आनंददायक बनाएँ।

जीवन में बदलाव आ रहा है

परिवार में बच्चे के आने से पूरे परिवार का जीवन बदल जाता है, जिसमें आप खुद भी शामिल हैं। आप अपने अनावश्यक कार्यों को छोड़कर जल्दी आने लगते हैं। आपका ऑफिस जैसे ही बंद होता है, आप भागे-भागे घर पहुँचना चाहते हैं, ताकि अपने बच्चे की मुसकराहट या एक झलक देख सकें। छोटी

प्यारी हलचल, मर्म स्पर्श या अस्पष्ट आवाज अथवा प्यारी मुसकान आपको दीवाना बना देगा। आप अपने काम की चिंता और दिन भर की थकान भूल जाएँगे। आप इस अवसर को न खोएँ, क्योंकि यह समय पुनः नहीं आएगा। आपके बच्चे की थोड़ी सी भी तबीयत खराब होने पर पूरा परिवार तनाव में आ जाता है। आपकी जिम्मेदारी भी बढ़ जाती है। अब आप आजाद परिंदा नहीं हैं।

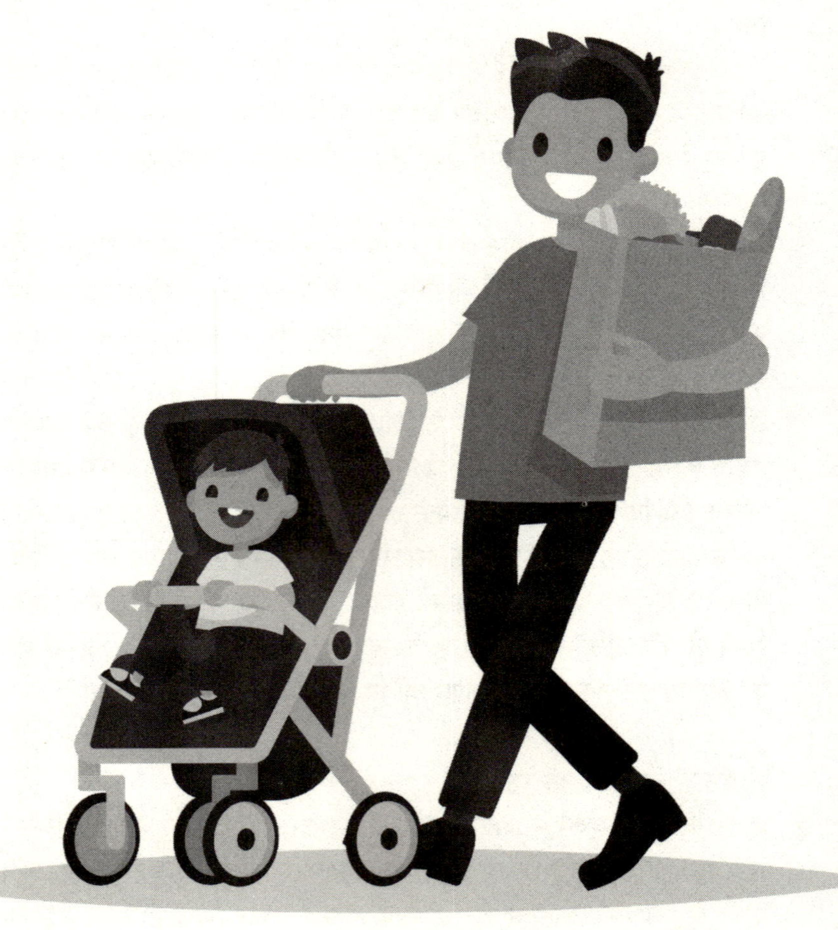

अब आप कुछ भी योजना नहीं बना सकते, कभी भी; क्योंकि अब यह अलग जीवन है, अलग दुनिया है।

पितृत्व की दुनिया में आपका स्वागत है। आपकी दुनिया बदलने वाली है। आपके काम-काज, दैनिक क्रियाएँ और जिम्मेदारियाँ अलग होने वाली हैं। इसी तरह आपकी भविष्य की योजना, व्यवसाय की योजना, निवेश की योजना आदि भी अलग होंगी। परिवर्तन का आनंद लें!

□

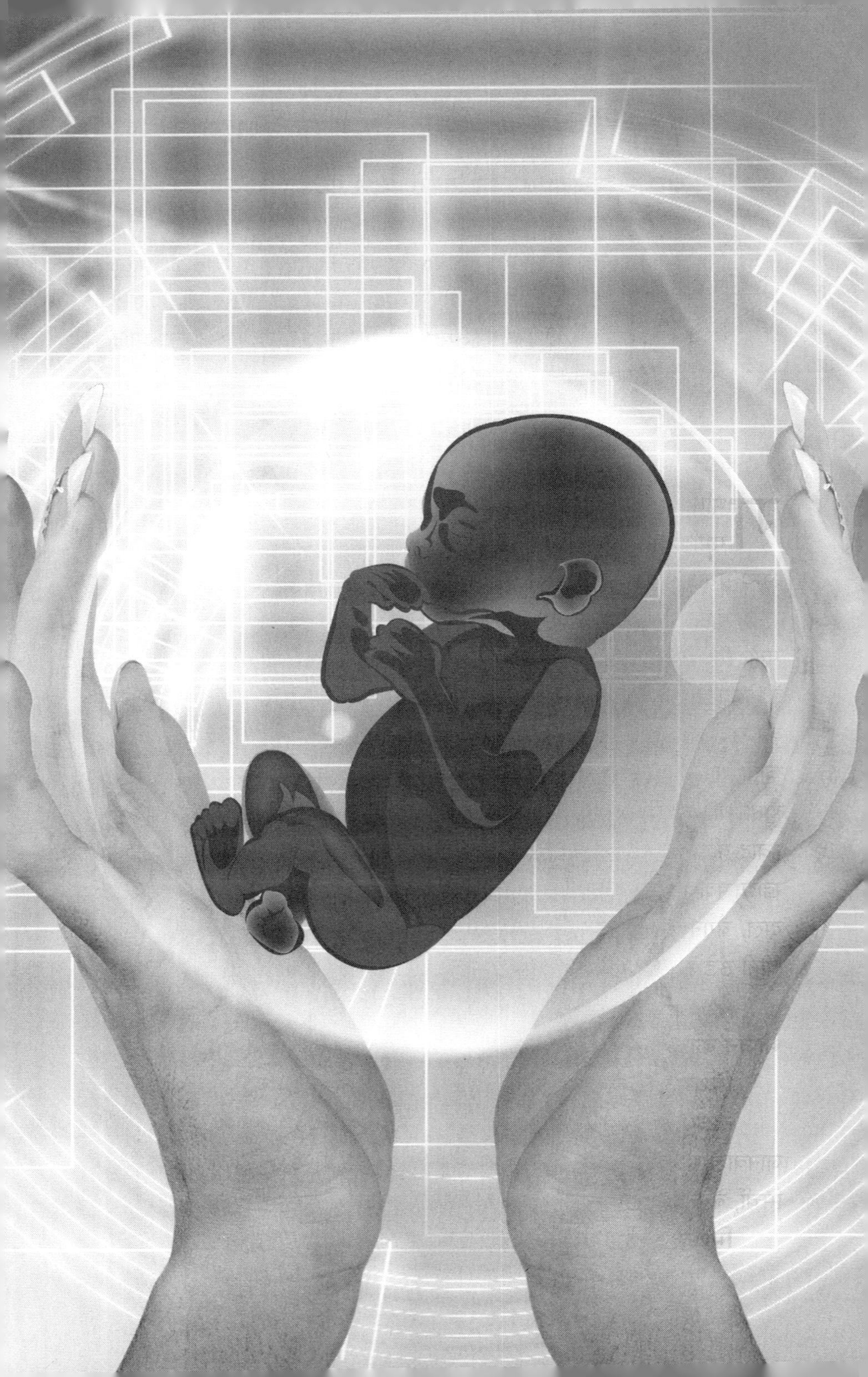

24

मान्यताएँ और रिवाज

गर्भावस्था की देखभाल के बारे में भारतीय प्रथाओं का पहले की तरह अब गर्भावस्था का सख्ती से पालन नहीं किया जाता; लेकिन हमारे समाज में अन्य प्रथाओं की तुलना में अभी भी उसे ज्यादा महत्त्व दिया जाता है।

माना जाता है कि कुछ खाद्य पदार्थ शरीर के विभिन्न अंगों, जैसे—मनोदशा, व्यक्तित्व और शारीरिक कुशलता पर 'ठंडा' या 'गरम' प्रभाव डालते हैं। उदाहरणस्वरूप, जब माँ अपने बच्चे को स्तनपान करवाती है, अगर बच्चे को सर्दी या बुखार होता है तो पूर्व में माँ को भी ठंडी चीजें खाने से मना किया जाता था और इसी तरह बच्चे का तापमान बढ़ने की स्थिति में इसका उलटा होता था। यह अवधारणा खाद्य पदार्थों के वास्तविक तापमान या मसालों के स्वाद की तीव्रता से काफी अलग हो गई है। उच्च प्रोटीन, अप्लीय और नमकीन खाद्य पदार्थ गरम माने जाते हैं; वहीं ठंडे खाने में मीठा शामिल है। मसूर की दाल, बैगन और अंगूर गरम खाने के उदाहरण हैं; वहीं दाल, आलू और सफेद चीनी ठंडे खाने के उदाहरण हैं।

भोजन को लेकर कुछ सामान्य धारणाएँ—

मिथक : गरम माने जानेवाले खाद्य पदार्थ खाने से गर्भपात होता है।

तथ्य : यह गलत है। इसकी वजह से गर्भपात नहीं होता है। गरम माने जानेवाले भोजन में शामिल है—कच्चा पपीता, केला, नारियल, अनानास, लाल मिर्ची, बैगन, ओकरा, कटहल, आलू, फलियाँ, मांस, मछली, चिकन और अंडे।

मिथक : शरीर में गरमी बढ़ने से मॉर्निंग सिकनेस होती है। गरम खाद्य

पदार्थ खाने की वजह से शरीर गरम होता है, जिसके कारण मिचली, चक्कर आना, हाथ-पैरों में सूजन आती है।

तथ्य : गर्भावस्था के दौरान हार्मोन्स में बदलाव की वजह से तापमान में थोड़ी वृद्धि होती है, भोजन के कारण नहीं।

मिथक : ठंडे खाद्य पदार्थ खाने से गर्भावस्था में मदद मिलेगी।

तथ्य : गर्भावस्था के दौरान माना जाता है कि महिला का तापमान बढ़ता है। ठंडे खाद्य पदार्थ खाने का प्रभाव ठंडा पड़ेगा, जिससे गर्भावस्था में मदद मिलती है। ठंडे पदार्थ खाने में शामिल हैं—डेयरी उत्पाद, सब्जियाँ और फल, जो गरम नहीं हैं। पेट ठंडा रहने से गर्भावस्था के लक्षण कम होते हैं।

मिथक : ज्यादा खाने से प्रसव के दौरान परेशानी होती है।

तथ्य : गलत माना जाता है कि अधिक खाने से भ्रूण बड़ा हो जाता है, जिससे प्रसव के दौरान जटिलताएँ आ सकती हैं।

मिथक : घी और मक्खन अच्छा होता है। ये ताकत देते हैं।

तथ्य : घी, मक्खन और नारियल के तेल में उच्च संतृप्त चर्बी (सैचुरेटेड फैट) रहता है। गर्भवती महिला को इन चीजों को अधिक मात्रा में खाने से बचना चाहिए।

ये कैलोरी देते हैं, लेकिन अच्छे पोषक तत्त्वों की कमी रहती है और इसलिए शारीरिक रूप से सक्रिय महिलाओं के लिए अच्छा है। लेकिन दूसरों को इसे सीमित अनुपात में लेना चाहिए।

मिथक : भ्रूण के मस्तिष्क के विकास में बादाम मदद करता है।

तथ्य : गर्भवती महिलाओं के लिए बादाम बहुत लाभदायक है, क्योंकि यह विटामिन-ई, प्रोटीन और फोलेट का बड़ा स्रोत है।

मिथक : हल्दी की खपत से अजन्मे बच्चे की त्वचा का रंग द्रव्य कम हो जाता है।

तथ्य : हल्दी सबसे अच्छा एंटीबायोटिक, एंटी इंक्लामेटरी और एंटी अलसिरेटिव है। यह लिवर के विषाक्त पदार्थों को बाहर निकालता है और खराब कोलेस्ट्रॉल के स्तर को कम करता है।

मिथक : पपीते के कारण गर्भपात होता है।

तथ्य : कच्चे हरे पपीते का सफेद लेटेक्स की वजह से गर्भपात हो सकता है। हालाँकि पूरी तरह से पके हुए पपीते से कोई खतरा नहीं है।

मिथक : गर्भवती महिला के पेट का आकार बच्चे का लिंग बता देता है।

तथ्य : पारंपरिक तौर पर कहा जाता है कि अगर पेट के निचले हिस्से में बच्चा है तो यह लड़का है और अगर उसका पेट ऊपरी हिस्से में बच्चे को रख रहा है तो लड़की होगी। इस लोकप्रिय धारणा का कोई वैज्ञानिक आधार नहीं है। आकृति और स्थिति उसके पेट के मूल आकार, उसकी गर्भाशय की मांसपेशियों की ताकत, पेट की मांसपेशियों की ताकत और गर्भ की संख्या तथा बच्चे की स्थिति पर निर्भर करता है।

मिथक : चेहरे के आकार और त्वचा की रंगत लिंग का प्रतीक हैं।

तथ्य : क्या आपने अपनी चाची या दादी से सुना है कि आपको लड़की होगी, क्योंकि गर्भ-धारण करने के बाद से आपका चेहरा चमक रहा है ? आपको अपने विश्लेषण के आधार पर कुछ भी आशा नहीं करनी चाहिए, क्योंकि अन्य मिथकों की तरह इसका भी कोई वैज्ञानिक आधार नहीं है। गर्भवती महिलाओं का सामान्यत: गर्भावस्था के दौरान वजन बढ़ता है। इसकी वजह से उनके चेहरे का आकार प्रभावित होता है और त्वचा चमकती है।

मिथक : अपने हाथों को सिर के ऊपर न घुमाएँ।

तथ्य : कई बार महिलाओं को सलाह दी जाती है कि वे अपने हाथों को सिर के पीछे न ले जाएँ, क्योंकि ऐसा करने से अपने बच्चे के गर्भनाल में रुकावट पैदा करने का खतरा रहता है। लेकिन यह आधारहीन है। इसके लिए कोई निश्चित वैज्ञानिक अध्ययन नहीं है।

मिथक : स्नान नहीं करना चाहिए।

तथ्य : यह मिथक है कि गर्भावस्था के दौरान नियमित स्नान नहीं करना चाहिए। यह भी आधारहीन है। गर्भावस्था के दौरान स्वच्छता बनाए रखना साधारण जरूरत है।

मिथक : कुछ खाद्य पदार्थों के सेवन से चमक बढ़ती है।

तथ्य : कई बार बुजुर्ग आपको सलाह दे सकते हैं कि गर्भावस्था के दौरान केसर व दूध मिलाकर पीने या संतरे खाने से बच्चे का रंग गोरा होता है। लेकिन

इसकी भी वैधता कम है, क्योंकि त्वचा का रंग जीन्स पर निर्भर करता है। खाद्य पदार्थ बहुत ही कम काम करता है बच्चे की वास्तवित रंगत पर।

कुछ अन्य सामान्य मान्यताएँ हैं

उन सभी मामलों में कुछ गलत धारणाएँ हैं, खतरनाक डर हैं कि बुरी आत्माओं के प्रभाव से गर्भपात हो जाएगा—

- गर्भवती महिला को कभी भी मृत व्यक्ति के पास नहीं जाना चाहिए, यहाँ तक कि नजदीकी रिश्तेदार हो तो भी। किसी भी दुःखद घटना के कारण किसी को उदासीन भावनाएँ पैदा हो सकती हैं, विशेषकर महिलाओं को; क्योंकि वे ज्यादा भावुक होती हैं। किसी नजदीकी या अपने रिश्तेदार की मौत में गहन उदासी और अधिक नकारात्मक भावनाएँ आती हैं। गर्भवती महिला पर किसी भी भावनात्मक झटके या तनाव उसके और उसके बच्चे के स्वास्थ्य के लिए हानिकारक साबित हो सकता है, इसलिए परंपरागत रूप से गर्भवती महिला को अंत्येष्टि और दुःखद घटनाओं में शामिल होने नहीं दिया जाता है। पुराने समय में वैज्ञानिक साधनों के अभाव में सभी चीजों को अच्छी व बुरी आत्माओं से जोड़ दिया जाता था। लेकिन तर्क था कि माँ को खुश और सुरक्षित बनाए रखना चाहिए। आधुनिक समय में ऐसे मामलों में फैसला गर्भवती महिला एवं अन्य सभी परिस्थितियों और गर्भवती महिला के व्यक्तित्व के आधार पर लिया जाता है।
- गर्भवती महिला को कभी नदी को पार नहीं करना चाहिए, विशेषकर शाम को या अँधेरा होने पर बुरा प्रभाव डाल सकती है। यह भी माँ की सुरक्षा के लिए था। पहले जब आज की तरह नदी पार करने और रोशनी की सुविधा नहीं थी, तब ऐसा कहा जाता था।
- गर्भवती महिला को उस महिला से नहीं मिलना चाहिए, जिसने हाल ही में बच्चे को जन्म दिया हो।

प्रसव-पीड़ा और बच्चे का जन्म एक कष्टदायी प्रक्रिया है। हमेशा थोड़ी जटिलता की संभावना रहती है। हर महिला में दर्द सहने की क्षमता अलग होती

है, हर महिला अलग होती है और हर प्रसव अलग होता है। इसलिए बच्चे के जन्म के अनुभव के बारे में डरावनी बातें गर्भवती महिला को बच्चे के जन्म की प्रक्रिया के बारे में डरा सकती हैं।

प्राचीन काल में मासिक धर्म के दौरान और बच्चे के जन्म के समय स्वच्छता भी बहुत मुश्किल थी, इसलिए अपने मासिक धर्म के दौरान या प्रसव के बाद किसी महिला के पास जाने को अस्वस्थ माना जाता था। जन्म के बाद के समय में माँ तनाव और प्रसव-पीड़ा से संबंधित प्रक्रियाओं से उबर रही होती है। अगर कोई और बच्चे के साथ जुड़ाव, स्तनपान और उसकी सभी आवश्यकताओं का ध्यान रखता है तो उसे पर्याप्त समय, आराम एवं गोपनीयता की जरूरत होती है। इसलिए आधुनिक समय में हालाँकि उपर्युक्त स्थितियों में काफी बदलाव आया है, गर्भवती महिला को प्रभावित करने के लिए किसी प्रसववाली महिला (जन्म के समय की अवधि) के नकारात्मक अनुभवों की अनुमति नहीं दी जानी चाहिए। इसलिए मामलों के आधार पर निर्णय लेना चाहिए।

- अगर किसी महिला को साँप दिखता है और वह बचने की कोशिश करता है तो यह गर्भ-धारण की पुष्टि करता है।

इसका कोई वैज्ञानिक आधार नहीं है।

- लोग मानते हैं कि किसी गर्भवती महिला की परछाईं किसी साँप पर पड़ती है तो वह किसी दूसरी दिशा में धीरे-धीरे रेंगने लगता है।

इसका भी कोई वैज्ञानिक आधार नहीं है।

- गर्भावस्था के दौरान माता-पिता दोनों को ग्रहण का प्रभाव असुरक्षित करता है। इसलिए पत्नी को घर के अंदर ही रहना चाहिए और ग्रहण की झलक न पड़े, यही सुरक्षित रहता है। लेकिन पिता के लिए ऐसा सख्त प्रतिबंध नहीं है।
- ग्रहण के वास्तवित असर का पता लगाना वैज्ञानिकों के लिए शोध का विषय है। हालाँकि ग्रहण देखने के दौरान सभी को सावधानी बरतने की जरूरत है। गर्भवती महिला पर इसका बुरा प्रभाव प्रमाणित नहीं हुआ है।

- गर्भावस्था के आठवें महीने में समय पूर्व बच्चे का जन्म होने पर कभी-कभी अंधविश्वास में एक बिल्ली को पूर्व में माँ के कमरे में प्रवेश करने को जिम्मेदार ठहराया जाता है। कुछ लोगों द्वारा माना जाता है कि इस महीने में जन्म लेनेवाले बच्चे आठ दिन, आठ महीने, आठ साल या अठारह साल में मर जाते हैं। इसलिए कुछ हिंदू आठ की संख्या को अशुभ मानते हैं। ऐसी भी मान्यता है कि गर्भावस्था के सातवें महीने में जन्म लेनेवाले बच्चे के जीवित रहने की संभावना ज्यादा होती है आठवें महीने में जन्म लेनेवाले बच्चे की तुलना में। यह गलत मान्यता है। बच्चे के जीवित रहने के लिए ज्यादा परिपक्वता अच्छी रहती है। सातवें या आठवें दोनों ही महीने के बाद जन्म लेनेवाले बच्चे जीवित रह सकते हैं। अगर जरूरत पड़ती है तो इंतजार के जोखिम और लाभ का ध्यान रखते हुए बच्चे के लिए डिलीवरी का निर्णय लेना चाहिए।

□

25

प्रसव के बाद देखभाल

प्रसव के बाद का समय बच्चे के जन्म के ठीक बाद शुरू होता है और अगले छह सप्ताह तक चलता है। इसके बाद माँ के शरीर का हार्मोन स्तर और गर्भाशय का आकार गर्भावस्था से पहले की स्थिति में आता है।

बच्चे के जन्म के बाद आप में होनेवाले बदलाव

- आपका पेट मुलायम और गोल लगेगा। आप गर्भवती की तरह नहीं दिखेंगी; लेकिन आपका पेट गर्भावस्था से पहले की स्थिति में नहीं रहेगा। डिलीवरी के कुछ मिनट में गर्भाशय में एक मौसमी फल के आकार की मांसपेशियों की थैली, जिसमें 4.5 लीटर तरल पदार्थ की क्षमता रहती है, उसमें बदलाव आता है। गर्भाशय के वजन में 1,000 ग्राम से 50 ग्राम तक की कमी छह सप्ताह में होगी।
- स्तनपान करने के दौरान आपको गर्भाशय में कुछ दर्द महसूस होगा, क्योंकि यह आकार में सिकुड़ रहा है।
- योनि (वजाइना) की मांसपेशियाँ धीरे-धीरे अपने पूर्व के स्तर में आएँगी और श्रोणि (पेल्विक) का स्तर अपनी पुरानी स्थिति में आ जाएगा। गर्भ, योनि और पेरनीअम के हिस्से की सूजन जल्दी ठीक होगी।
- आपके स्तन का आकार दूसरे या तीसरे दिन बड़ा हो जाता है, क्योंकि दूध आने लगता है। थोड़ी असुविधा सामान्य है, लेकिन यह अस्थायी है।
- प्रसव के बाद प्रोजेस्टेरॉन का स्तर तेजी से गिरता है, जिसकी वजह

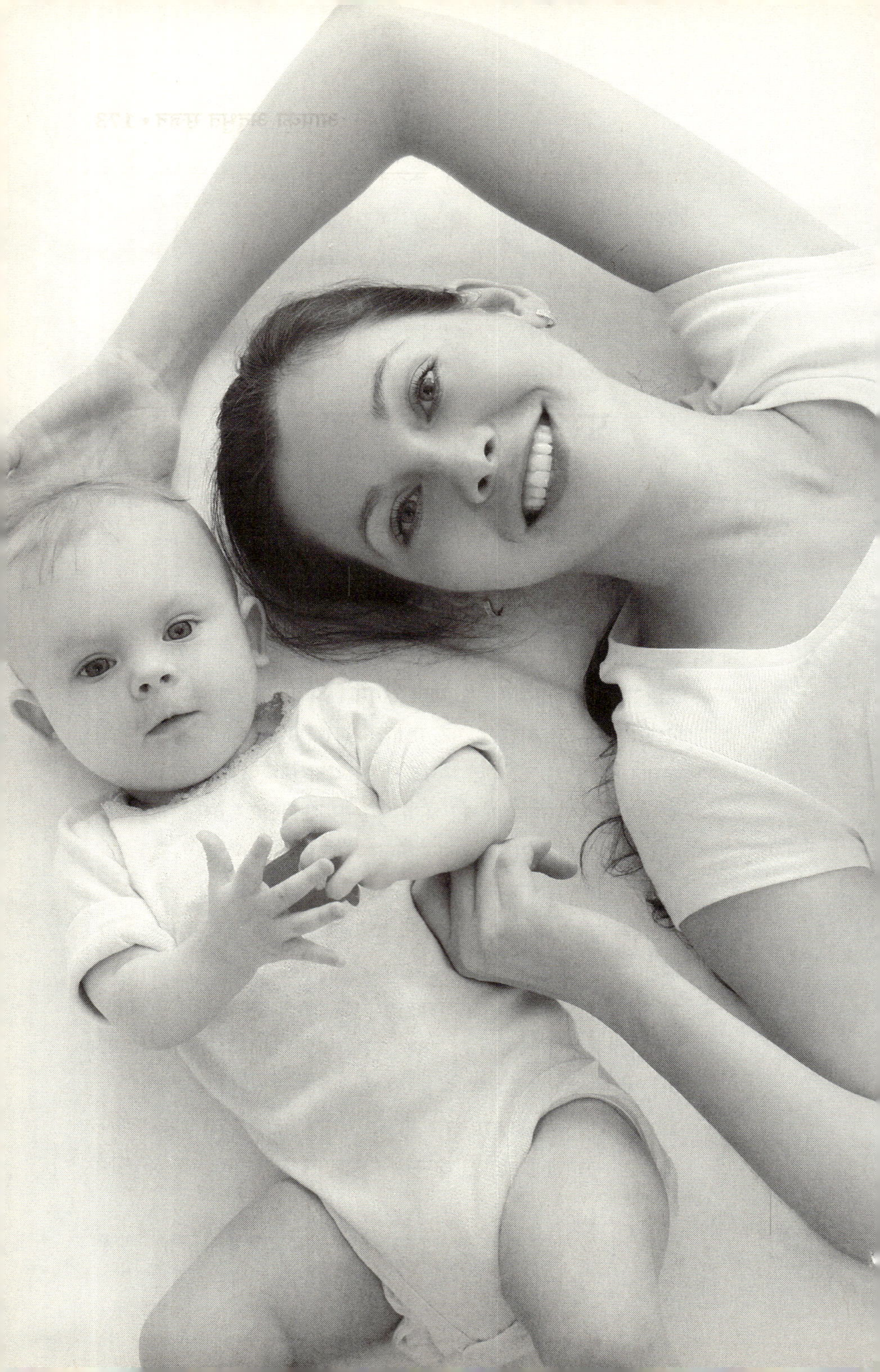

से हृदय में चुभन (हर्ट बर्न), कब्ज और नसों में सूजन हो सकती है; हालाँकि पाइल्स (बवासीर) को ठीक करने में ज्यादा समय लगता है।

- पहले सप्ताह में योनि (वजाइना) से बहुत ज्यादा स्राव होगा। गर्भाशय अपनी जगह पर आ रहा है। यह स्राव या लोकिया शुरुआत में लाल रंग का रहता है। बाद में यह गुलाबी, भूरा और फिर क्रीम रंग में बदल जाता है। सेनेटरी टॉवल का उपयोग करें और टेम्पून का उपयोग न करें। इससे संक्रमण का खतरा रहता है। हृदय, फेफड़ा और रक्त-प्रवाह गर्भावस्था के बोझ से राहत महसूस करता है और धीरे-धीरे सामान्य होते हैं।
- गर्भावस्था के दौरान हार्मोन द्वारा नरम श्रोणि (पेल्विक) और रीढ़ के जोड़ों को सामान्य होने में समय लगता है। कमर दर्द कुछ महीने तक जारी रहता है, इसलिए कुछ उठाने और ले जाने में सावधानी बरतें। अच्छा है कि कुछ भारी उठाने से बचें। पेट की मांसपेशियाँ, गर्भावस्था के दौरान दो बार उनकी सामान्य लंबाई तक फैली हुई है। कुछ महीनों में अपनी मूल अवस्था में आने लगती हैं। आपको गर्भावस्था से पूर्व के वजन और स्वरूप को पाने में थोड़ा समय लगेगा।
- प्रसव के बाद पहले कुछ दिनों में सबसे तेज वजन घटना स्पष्ट है, क्योंकि गर्भावस्था में बाद के समय में अतिरिक्त 2 से 8 लीटर पानी पेशाब के रूप में बाहर निकल जाता है। उसके बाद वजन घटने की गति कम हो जाती है। बाद के महीनों में एक्सरसाइज और सही भोजन मदद करता है।
- प्रसव के बाद पहले दो दिनों के दौरान पैर व टखने में कुछ सूजन शुरू हो सकती है और कई सप्ताह तक जारी रह सकती है। यह असामान्य नहीं है। आराम करने, पढ़ने या टेलीविजन देखने के दौरान अपने कूल्हों के स्तर के ऊपर तक तकिया या कुशन का उपयोग कर पैरों को ऊपर उठाकर रखें। अगर आपके पैरों में दर्द व सूजन है तो अपनी देखभाल करनेवाले को बुला सकती हैं।

- कभी-कभी आप थका हुआ महसूस करेंगी और रोने लगेंगी। यह सामान्य है। प्रसव के बाद के अवसाद मानकर भ्रमित न हों।

डिलीवरी के बाद आपका पहला चेकअप

प्रसूति रोग विशेषज्ञ के पास आपका यह अंतिम दौरा है (छठे सप्ताह में चेकअप), जहाँ आपकी पूरी जाँच की जाएगी। मूल रूप से आपकी डॉक्टर यह सुनिश्चित करना चाहती हैं कि आपके बच्चे के जन्म के बाद आपका शरीर ठीक हो रहा है या नहीं।

- आपके शरीर का वजन किया जाता है और ब्लड प्रेशर मापा जाता है।
- आपका गर्भाशय गर्भावस्था से पहले के आकार में वापस आ रहा है। यह मूल्यांकन करने के लिए पेल्विक परीक्षण किया जाता है कि आपका गर्भाशय ग्रीवा बंध है और इपिसिओटोमी से अच्छे से ठीक होता है। अगर टाँकें लगे हैं तो उसकी जाँच।
- आपके भावनात्मक और समग्र स्वास्थ्य की जाँच।
- कब्ज और परिवार नियोजन जैसी छोटी समस्याओं पर सलाह।

अब जीवन को आसान बनाने का समय है

- मदद के किसी भी प्रस्ताव को स्वीकार करें। अस्थायी तौर पर मदद के लिए किराए पर किसी को रखें, क्योंकि यह आसानी से कहीं भी उपलब्ध हो जाता है। शुरुआती दौर में आपको घर के चारों तरफ के कामों में आपको मदद की जरूरत पड़ेगी, जैसे—खाना पकाने, सफाई, खरीदारी आदि में।
- आपको और आपके बच्चे को देखने के लिए लोग आते रहते हैं; क्योंकि यह किसी भी संस्कृति में विशेष रूप से प्रथागत है। इसलिए खुद को और आपके बच्चे को सुरक्षित बनाना अधिक आवश्यक हो जाता है।
- आप अपने पेल्विक फ्लोर व्यायाम को न भूलें। आप जब चाहें, इसे शुरू कर सकते हैं, प्रसव के अगले दिन से ही इसे शुरू कर सकते हैं।

अगर आपको व्यायाम करने में किसी तरह की परेशानी हो रही है तो अपने डॉक्टर को बताएँ।

- बच्चा होने के बाद आप 12 पाउंड तक वजन कम कर सकते हैं और अगले सप्ताह में एक या दो और हो सकते हैं। अगर आप गर्भावस्था के दौरान सुझाए गए स्वस्थ खाने की आदत का पालन करती रहें तो वजन स्वत: कम हो जाएगा। खाना छोड़ना इसका इलाज नहीं है, विशेषकर जब आप स्तनपान करवाती हैं। आप अपनी देखभाल करनेवालों को स्वस्थ वजन के तरीकों के बारे में बताएँ। स्तनपान करनेवाली माताओं का लक्ष्य हर दिन दूध और दूध उत्पाद के चार आहार लेने चाहिए। अगर कोई और खाना पका रहा है तो यह सुनिश्चित करें कि आप सभी जरूरी पोषक तत्त्व घर में ले रही हैं।
- अस्पताल से घर आने के बाद सामान्य स्थिति में वापस आने की जरूरत पर ध्यान न दें। अगर आप पूरे दिन अपने रात के कपड़े में रहने की जरूरत महसूस करती हैं तो ऐसा करें। हर चीज में समय लगता है। अपने ऊपर दबाव न डालें। सबसे महत्त्वपूर्ण है आराम। पहले कुछ सप्ताह में जितना अधिक आप आराम करेंगी और अपना खयाल रखेंगी, उतनी जल्दी आप अपने सामान्य रूप में आ पाएँगी।
- आपको डॉक्टर ने आप पूरी तरह से ठीक हैं, ऐसा बताया है तो आप प्रसव के बाद व्यायाम क्लास जॉइन कर सकती हैं। प्रसव के बाद किए जानेवाले व्यायाम के लिए किसी का मार्गदर्शन हो तो अच्छा रहेगा। यह एक अच्छा रास्ता है दोस्त बनाने का और अपने आप को स्वस्थ रखने का। वैकल्पिक रूप से घर में सिट-अप और कर्ल-अप जैसे पेट के कठोर व्यायाम कर सकती हैं। यह व्यायाम आपको अपना पेट और वजन कम करने में मदद करेगा। दिमाग में यह अवश्य रखें कि जन्म के बाद तीन महीने लग जाते हैं आपके शरीर को फिर से प्राप्त करने में।

प्रसव के बाद की देखभाल में शामिल कुछ व्यायामों में पेल्विक फ्लोर (श्रोणि तल) व्यायाम—

- यूरिन (पेशाब) को रोकने की तरह योनि (वजाइना) के चारों ओर खींचें। चार बार रोकें और फिर छोड़ें। फिर आपको फर्क महसूस होगा।
- दिन में जितनी बार करना है, उतनी बार इस व्यायाम को कर सकती हैं। कम-से-कम छह से आठ बार करें।
- योनि की मांसपेशियों को चार बार जल्दी-जल्दी खींचें और ढीला छोड़ें।
- इस व्यायाम के दौरान सामान्य रूप से साँस लें। प्रसव के बाद जितनी जल्दी संभव हो, पेल्विक फ्लोर व्यायाम शुरू कर दें। अगर आपको टाँका लगे हैं तो आप परेशान हो सकती हैं; लेकिन व्यायाम आपके रक्त-संचार को बेहतर करेगा और पेरिनियम (गुदा व योनि-मुख के बीच का भाग) को ठीक करेगा। अगर आपका सीजेरियन ऑपरेशन हुआ है तो आपको भी पेल्विक फ्लोर व्यायाम की आवश्यकता है।

पेल्विक रॉक—

- जमीन पर पीठ के बल लेटें, पैर सीधा रखते हुए घुटनों को मोड़ें। जैसे साँस छोड़ें तो अपने श्रोणि को रोकें, ताकि आपकी पीठ जमीन पर बराबर हो। अब फिर से पेल्विक को हिलाएँ, ताकि आपकी पीठ जमीन से ऊपर उठ जाए।

लेग स्लाइड—

- पीठ के बल लेट जाएँ। घुटने मुड़े हों और जमीन पर पैर सीधे हों। अपने हाथों को कमर के बगल में रखें, जमीन के बराबर हो। आप साँस लेते हुए अपने पैरों को धीरे-धीरे घुटनों से मोड़ें, फिर पैर सीधा कर लें।

कुछ मुद्राओं का पालन करें—

- जन्म के बाद कुछ सप्ताह तक धीमा व्यायाम करें। जैसे-जैसे आपका शरीर अनुमति दे, इसे आगे बढ़ाएँ।

- पीठ के बल सीधा न लेटें और दोनों पैरों को हवा में न उठाएँ।
- पीठ के बल सीधा लेटकर पैरों को नीचे स्थिर कर सिट-अप न करें।
- अगर संदेह हो तो इंतजार कीजिए और जब डॉक्टर के पास जाँच के लिए जाएँ, तब उनसे पूछ लें कि कौन सा व्यायाम करना है और कौन सा नहीं।

अपने बच्चे को स्तनपान करवाना

प्रसव के बाद आपके शरीर में हार्मोनल परिवर्तन होता है, जिससे आपके स्तनों में दूध बनना शुरू हो जाता है। जन्म के दो-तीन दिनों बाद शिशु जब स्तनपान करता है तो आपके स्तनों से एक गाढ़ा पीला पदार्थ मिलता है, जिसे 'कोलोस्ट्रम' कहते हैं। स्तनपान से एक हार्मोन प्रोलैक्टेन स्राव बढ़ता है, जिसके कारण दूध बनता है और ऑक्सीटोसिन, जिससे दूध की नलियों में दबाव आता है और दूध निप्पल्स से बाहर निकलता है, 'जिसे लेटडाउन रिफलेक्श' कहते हैं। अगर स्तनपान के शुरुआती दौर में आपके पेट में कुछ खिंचाव महसूस हो तो यह ऑक्सीटोसिन द्वारा गर्भाशय के संकुचन को बढ़ाने की वजह से होता है। जब आपका दूध आता है, शिशु जन्म के दो से तीन दिन बाद सामान्य तौर पर आपके स्तनों में सूजन, संवेदनशील, कठोर और असुविधाजनक हो जाता है। इसे स्पंदनशील (इंगोरजमेंट) कहते हैं और यह एक या दो दिन में बेहतर हो जाता है।

अपने बच्चे को अच्छी तरह स्तनपान कराएँ। वह सबसे अच्छी चीज है, जो आपको सुकून दे सकता है।

आहार

माँ के दूध का एक चमत्कार यह भी है कि यह आपके बच्चे की पोषण संबंधी जरूरतों को तब भी पूरी कर सकता है, जब आप पर्याप्त भोजन न कर रही हों। हालाँकि अगर आपके भोजन में कम कैलोरी है या बाकी चीजों को छोड़कर किसी एक पर निर्भर है तो यह आपके दूध की मात्रा और गुणवत्ता को प्रभावित कर सकता है।

जब आपको अपने आहार से पोषक तत्त्व प्राप्त नहीं होते हैं तो आपका शरीर संचित पोषक से खींचने लगता है, जो अंतत: समाप्त हो जाता है। साथ ही आपको अपने नए बच्चे की देखभाल की जरूरत को देखते हुए अपने आप को मजबूत और सहनशील बनाने की जरूरत है।

भोजन में कार्बोहाइड्रेट, प्रोटीन एवं चरबी का मिश्रण खाने से आपको पेट भरा हुआ महसूस होगा और यह आपके शरीर की जरूरत का पोषक प्रदान करेगा। पूर्ण अनाज, दाल और ताजा फल व सब्जियों जैसे जटिल कार्बोहाइड्रेट केवल पूरा पोषण प्रदान नहीं करते, बल्कि प्रोसेस्ड स्टार्च और शक्कर की तुलना में ज्यादा स्थायी ऊर्जा प्रदान करते हैं। संतृप्त वसा (सैचुरेटेड फैट) को सीमित करें और ट्रांस फैट से बचें। दोनों ही स्वास्थ्य के लिए ठीक नहीं हैं। सैचुरेटेड फैट मांस, वसा-युक्त दूध, ट्रॉपिकल तेल (जैसे ताड़ व नारियल) और मक्खन में पाया जाता है।

खूब पानी पिएँ। अच्छी सलाह है कि प्यास को पूरा करने के लिए जब मन करे, पानी पिएँ। अगर आपका यूरिन (पेशाब) साफ या हलका पीला है तो यह अच्छा संकेत है कि आपके शरीर में पानी है। छोटे बच्चे को पालनेवाली माताओं को कैफीन की मात्रा सीमित करनी चाहिए। कुछ माताओं को लगता है कि कुछ खाद्य पदार्थ, जैसे—पत्तागोभी, डेयरी उत्पाद, चॉकलेट, खट्टा, लहसुन या काली मिर्च उनके स्तनपान करनेवाले बच्चे में गैस या चिड़चिड़ापन पैदा करता है। अगर आपका बच्चा किसी विशेष भोजन को खाने के बाद लगातार असहज महसूस करता है तो हर तरह से उन्हें खाने से बचें।

शरीर में बदलाव

आप शायद कुछ समय के लिए अपनी गर्भावस्था से पूर्व के वजन पर वापस नहीं आएँगी, लेकिन आप डिलीवरी के तुरंत बाद महत्त्वपूर्ण मात्रा में वजन कम कर लेंगी। बच्चे, गर्भनाल और रक्त व एमनिओटिक तरल पदार्थ के निकलने से माताओं का वजन 6 से 7 किलोग्राम तक कम हो जाता है।

वजन धीरे-धीरे कम हो रहा है। गर्भावस्था के दौरान आपकी कोशिकाओं ने जितना अतिरिक्त पानी गर्भवती शरीर के अतिरिक्त रक्त के साथ तरल पदार्थ

अपने पास रखा था, वे बाहर निकलेंगी।

गर्भावस्था का वजन धीरे-धीरे कम होता है। अपनी गर्भावस्था के पूर्व के वजन को पाने के लिए एक वर्ष तक का समय तय करें।

अगर आपने योनि से जन्म दिया है तो पहले की तुलना में आपकी योनि संभवतः कुछ बड़ी हो जाएगी। प्रसव के तुरंत बाद योनि तनकर खुलती है और उसमें सूजन व जख्म हो सकता है। कुछ दिनों बाद सूजन कम होने लगती है और योनि की मांसपेशियाँ तनने लगती हैं। अगले कुछ सप्ताह में यह धीरे-धीरे छोटी होने लगती है। नियमित व्यायाम से मांसपेशियाँ को तनने में मदद मिलती है।

अगर आपके पेरिनियम (गुदा व योनि-मुख के बीच का हिस्सा) में छोटा चीरा लगा है, जिसके लिए टाँके लगाने की जरूरत नहीं पड़ी, यह जल्दी ठीक होता है और इससे थोड़ी असुविधा भी होती है। अगर आपको इपिसिओटोमी हुई है या बड़ा चीरा लगा है तो आपके पेरिनियम को ठीक होने में थोड़ा समय लगेगा।

प्रसव के छह सप्ताह बाद जब आप अपने डॉक्टर से प्रसव के पश्चात् की जाँच करवाकर सबकुछ ठीक होने की पुष्टि न करवा लें, तब तक सेक्स न करें।

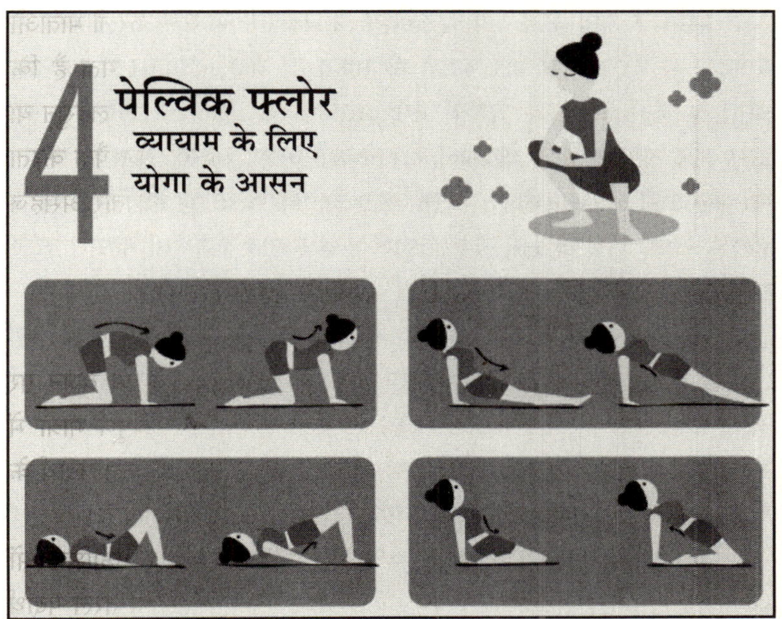

अगर आप उस हिस्से की कोमलता बनाए रखना चाहते हैं तो शारीरिक संबंध बनाने में तब तक संयम रखें, जब तक आप इसके लिए तैयार महसूस न करें।

इस बीच यह भी पता करें कि गर्भ-निरोधक के लिए क्या करना चाहते हैं। जब आप महसूस करेंगी कि तैयार हैं (शारीरिक व भावनात्मक दोनों ही रूप से), तभी सेक्स करें। धीमी गति से चलना सुनिश्चित करें।

जन्म के बाद एक या दो महीने तक योनि से स्राव होना सामान्य है। इसे लोकिया (जेर) कहते हैं। जेर में रक्त, बैक्टीरिया और गर्भाशय की परत से निकलनेवाली मृत त्वचा रहती है।

जन्म के कुछ दिनों तक जेर में उचित मात्रा में रक्त रहता है, इसलिए यह चमकीला लाल दिखता है और भारी मासिक धर्म की तरह दिखाई देगा। प्रत्येक दिन स्राव की मात्रा कम होती जाएगी और जन्म के दो से चार दिन बाद जेर में ज्यादा पानी व गुलाबी रंग का हो जाएगा।

जन्म देने के दस दिन बाद बहुत ही कम मात्रा में सफेद या पीले-सफेद रंग का स्राव होगा, जो अगले दो से चार सप्ताह तक चलेगा।

प्रसव के बाद आप अपनी मनोदशा में बदलाव महसूस कर सकती हैं। मनोदशा में बदलाव के कई कारण हो सकते हैं, जैसे—हार्मोन्स में बदलाव, प्रसव व जन्म के समय आपने जिस असुविधा को झेला है, नींद पूरी नहीं होना और नए बच्चे की देखभाल में होनेवाली अन्य जरूरतें, साथ ही मातृत्व की भावनाओं का समायोजन करना पड़ता है। कारण जो भी हो, जन्म देने के बाद शुरुआती कुछ दिनों से लेकर अगले कुछ सप्ताह तक ऐसा महसूस करना सामान्य है।

पहले कुछ सप्ताह में अगर आपकी यह मनोदशा अपने आप ठीक नहीं होती है या आप अच्छे की जगह खराब महसूस करती हैं तो निश्चित रूप से अपने डॉक्टर से बात करें और उन्हें अपने लक्षणों के बारे में बताएँ। आप प्रसव पश्चात् अवसाद (पोस्टपार्टम डिप्रेशन) की शिकार हो सकती हैं। यह ज्यादा गंभीर समस्या है, जिसके इलाज की जरूरत है।

अपने डॉक्टर की सलाह पर अपने बच्चे को नियमित टीकाकरण पर लेकर जाएँ।

अगर आपको निम्न में से कोई भी खतरनाक संकेत नजर आए तो अपने डॉक्टर से तत्काल संपर्क करें।

माँ के लिए खतरनाक संकेत

- योनि मार्ग से अत्यधिक रक्त-प्रवाह।
- योनि से होनेवाले स्राव की बहुत खराब गंध।
- ठंड या बिना ठंड के बुखार।
- गंभीर पेट दर्द।
- अत्यधिक थकान या साँस लेने में परेशानी।
- हाथ, चेहरे और पैरों में सूजन के साथ सिरदर्द या धुँधला नजर आना।
- अतिपुष्टि स्तन, उसमें दर्द या निप्पल में घाव, फटा हुआ, रक्तस्राव हो।

बच्चे के लिए गंभीर संकेत

- ऐंठन (ऐंठ)।
- प्रेरित करने पर ही गतिशीलता या कोई हलचल नहीं, प्रेरित करने के बाद भी सही तरीके से दूध न पीना।
- तेजी से साँस लेना (प्रति मिनट 60 बार से अधिक साँस), घुटन या सीने में गंभीर अरेखन (गंभीर चेस्ट इन-ड्रॉविंग)।
- बुखार (38 डिग्री सेल्सियस से ज्यादा)।
- शरीर का कम तापमान (35.5 डिग्री सेल्सियस से कम)।
- बहुत ही छोटा बच्चा (1,500 ग्राम से कम या दो महीने पहले जन्म हो गया हो)।

□

26

गर्भनाल की स्टेम कोशिका का संग्रहण

स्टेम सेल क्या है ?

स्टेम सेल मुख्य कोशिका है, जिसमें शरीर के किसी भी अंग की कोशिका के रूप में विकसित करने की क्षमता रहती है; क्योंकि मानव शरीर के किसी भी कोशिका के विशेषज्ञ होने की क्षमता के कारण स्टेम सेल का उपयोग शरीर की निरंतर नवीनीकरण प्रक्रिया में मूलभूत सामग्री के रूप में किया जाता है।

गर्भनाल में किस तरह के स्टेम सेल होते हैं ?

गर्भनाल में जो रक्त रहता है, प्रसव के समय उसे अलग किया जाता है। यह हेमाटोपोइटिक (रक्त बनानेवाला) स्टेम सेल (एच.एस.सी.) का बड़ा स्रोत है। गर्भनाल ऊतक (अमबिलिकल कॉर्ड टिश्यू) को अकसर व्हार्टन जैली के रूप में संदर्भित किया जाता है। मेसेनचायमल (ऊतक और अंग बनना) स्टेम सेल (एम.एस.सी.) के स्रोत की तरह काम करता है।

इन स्टेम सेल्स का क्या उपयोग है ?

ये एच.एस.सी. (हेमेटोपोइटिक स्टेम सेल्स) कई बीमारियों, जैसे—कैंसर, थैलेसीमिया, सिकल सेल एनीमिया, फेनकोनी एनीमिया और रक्त-विकार से होनेवाली कई प्राणघातक बीमारियों के इलाज में काम आता है। लाखों स्टेम सेल्स सैंपल के संग्रह में से लगभग 30,000 गर्भनाल रक्त प्रत्यारोपण सफलता से किया जाता है।

इन एम.एस.सी. (मेसेनचायमल स्टेम सेल्स) में सामान्य तरह से काम करनेवाले ऊतक (टिश्यू) को फिर से बनाने और उसको ठीक करने की जबरदस्त क्षमता रहती है। वैज्ञानिकों ने नई चिकित्सा एम.एस.सी. के उपयोग से उपलब्ध करवाई है और पूरी दुनिया में इसे स्वीकार किया गया है। इससे सेरेब्रल पाल्सी, ऑटिज्म, टाइप 1 डायबिटीज आदि का इलाज किया जा रहा है।

वयस्क स्टेम सेल से इसे क्या विशेष और अलग बनाता है?

गर्भनाल की स्टेम सेल जैविक रूप से वयस्क के अस्थि मज्जा (बोन मैरो) और अन्य स्रोत की स्टेम सेल की तुलना में उम्र में ज्यादा छोटे और लचीली होती है। इसके अद्वितीय गुण और फायदे हैं, जैसे—

- प्रत्यारोपण के दौरान उपयोग करने में जटिलता का कम जोखिम।
- वर्तमान में चिकित्सा सुविधा नहीं मिलनेवाली स्थिति में भी अपनी स्टेम सेल का उपयोग करने की क्षमता। इस विकल्प को ऑटोलोगस ट्रांसप्लांटेशन कहते हैं।
- तुरंत उपलब्धता और शुरुआत में इलाज देकर बीमारी को आगे बढ़ने से रोकना।
- स्टेम सेल न केवल बच्चे के लिए उपयोगी रहती है, बल्कि माता-पिता, सगे भाई-बहन, परिवार के सदस्य या अन्य मिलान होनेवाले ग्रहणकर्ता के लिए भी काम आती है।

स्टेम सेल संरक्षण की सीमाएँ

- हेमेटोलॉजिकल डिसऑर्डर को छोड़कर उपचार की सफलता सीमित है।
- पूरी तरह से इलाज के लिए पर्याप्त नहीं है।
- संरक्षित कर रखे सैंपल में से बहुत ही कम का वास्तविक रूप से उपयोग।
- ठीक होने की गारंटी नहीं है।

दंपती को पहले स्टेम सेल संरक्षित करने के खर्च और उसके लाभ को समझना चाहिए, उसके बाद उसके संग्रहण के लिए निर्णय करना चाहिए। डिलीवरी से पहले ही अनिवार्य रूप से निर्णय लेना होगा, क्योंकि एक बार गर्भनाल और कॉर्ड को हम अलग कर देंगे तो दोबारा स्टेम सेल नहीं ले पाएँगे।

□

27

नवजात शिशु की जाँचें

नवजात शिशु की जाँच क्या है?

नवजात शिशु में जानलेवा बीमारियाँ और अन्य खतरनाक अवस्थाएँ, जिनकी पहचान जन्म के समय अवलोकन द्वारा नहीं की जा सकती। इन्हीं बीमारियों की जाँचों को 'नवजात शिशु की जाँच' कहते हैं।

नवजात शिशु की जाँच के उद्देश्य क्या हैं?

नवजात शिशु की जाँचें उन दुर्लभ एवं जानलेवा बीमारियों का पता लगाती हैं, जो कि नवजात शिशु के शारीरिक एवं मानसिक विकास पर अपरिवर्तनीय प्रभाव डाल सकती हैं। इनके द्वारा हम शिशु का इलाज सही समय पर शुरू कर सकते हैं, ताकि वह बच्चा एक स्वस्थ एवं बेहतर जीवन व्यतीत कर सके।

यह कैसे किया जाता है?

यह बहुत ही आसान है। रक्त की कुछ बूँदें छिद्रवाला कागज (फिल्टर पेपर) पर लेकर उसे सुखा लिया जाता है। बच्चे की एड़ी में सुई चुभोकर जाँच के लिए रक्त निकाला जा सकता है। इससे बच्चे को दर्द नहीं होता।

किसी भी बीमारी का पता लगाने की कितनी संभावना है?

इन जाँचों से किसी एक खास बीमारी का पता लगाने की संभावना कम है। परंतु बीमारियों को पता करने की संभावना बीमारियों की संख्या पर भी निर्भर करती है।

सामान्यतया एक बच्चे को 57 बीमारियों के लिए जाँचा जा सकता है, परंतु सभी शिशुओं की सभी बीमारियों के लिए जाँच करना जरूरी नहीं है। सभी शिशुओं को कम-से-कम इन छह बीमारियों के लिए जाँचा जाना चाहिए, जो कि शुरुआत में पता नहीं चलती हैं, परंतु इनका इलाज संभव है, अगर समय पर जाँच कर ली जाए तो। ये बीमारियाँ, जैसे कि कॉन्जिनाइटेल हाइपोथायरॉयडिज्म, जी6 पी.डी. डेफिशिएंसी, कॉन्जिनाइटेल ऐड्रिनेल हाइपरप्लासिया, गेलेक्टोसेमिया, फिनाइलकीटोन्यूरिया व बायोटिनिडेस डेफिशिएंसी।

अगर जाँच परिणाम असामान्य आए तो क्या ?

एक असामान्य जाँच को सत्यापित करने के लिए हमें दूसरी जाँच की आवश्यकता पड़ती है। आगे बीमारी सत्यापित होने पर बच्चे के स्वस्थ जीवन के लिए जल्दी से चिकित्सकीय इलाज बहुत जरूरी है।

इन जाँचों की संवेदनशीलता कितनी है ?

नवजात शिशु की जाँचें कुछ बीमारियों का प्रभाव आने के पहले ही पता करने का अवसर देती हैं। परंतु हम यह जानते हैं कि अच्छी-से-अच्छी जाँचें भी हमेशा बीमारी का पता नहीं कर पाती हैं और किसी भी जाँच का पैमाना बीमारी के प्रभावों तक सीमित रहता है। कई बीमारियाँ एक तरह के प्रभाव दरशाती हैं। अगर आपको लग रहा है कि आपके शिशु की तबीयत ठीक नहीं है तो तुरंत बच्चों के चिकित्सक से सलाह लें।

□

28

टीकाकरण अनुसूचि

आयु पूर्ण हफ्ता/ महीना/साल	टीका	टिप्पणी
जन्म	BCG, OPV 0 Hep-B 1	सभी नवजात शिशुओं को यह टीका अस्पताल से छुट्टी होने के पहले लगवाना चाहिए।
छठा हफ्ता	DTwP 1, IPV 1 Hep-B 2, Hib 1 Rotavirus 1, PCV 1	**डी.टी.पी.** • DTP का टीका/संलग्न टीके पहले चरण में नहीं देना चाहिए। • टीका/संलग्न टीके कुछ खास हालात में दिए जाने चाहिए। • अगर बच्चे ने पहले चरण में एसल्यूलर परट्यूसेस टीका लगवाया है तो, उसे दुबारा होलसेल परट्यूसेस टीका देने की जरूरत नहीं है। **पोलियो—** • आई.पी.वी. देना अगर संभव न हो तो उसकी सभी खुराकों की जगह ओ.पी.वी. दिया जा सकता है।

		• सभी पूरक टीकाकरण कार्यक्रमों में ओ.पी.वी. की अतिरिक्त खुराक होनी चाहिए। • अगर पहले चरण के टीकाकरण में आई.पी.वी. दिया गया हो, वह भी आठवें हफ्ते पर, तो उसकी दो खुराक ही देना है, वह भी 8 हफ्तों के अंतर पर। • कोई भी बच्चा टीकाकरण अनुसूची के अनुसार ओ.पी.वी. और आई.पी.वी. टीका लिये बगैर संस्थान के बाहर नहीं जाना चाहिए। • त्वचा के नीचे दिए जानेवाले आई.पी.वी. टीके की संस्तुति के लिए नीचे दी गई पद टिप्पणी, जिसका शीर्षक है—आई.ए.पी. द्वारा प्रमाणित टीकाकरण सूची देखें। **रोटा वायरस—** • आर.वी. 1 की दो खुराक और आर.वी. 5 एवं आर.वी. 116ई की तीन खुराक। • आर.वी. 1 का टीका 10वें एवं 14वें हफ्ते में दिया जाना चाहिए। यह अनुसूची छठे और 10वें हफ्ते की अनुसूची से ज्यादा प्रभावशाली है।

10वाँ हफ्ता	DTwP 2, IPV 2 Hib 2, Rotavirus 2 PCV 2	**रोटा वायरस—** अगर आर.वी. 1 को चुना गया है तो पहली खुराक 10वें हफ्ते में दी जानी चाहिए। आर.वी. 1 की केवल दो ही खुराक पर्याप्त है।
14वाँ हफ्ता	DTwP 3, IPV 3 Hib 3, Rotavirus 3 PCV 3	**रोटा वायरस—** • अगर आर.वी. 1 चुना गया है तो उसकी दूसरी खुराक 14वें हफ्ते में दी जाएगी।
6 महीने	OPV 1 Hep-B 3	**हेपेटाइटिस बी—** टीकाकरण अनुसूची में जो आखिरी टीका है (तीसरा व चौथा) वह 24वें हफ्ते से पहले नहीं देना चाहिए और प्रथम व अंतिम टीके में 16 हफ्तों का अंतर होना चाहिए।
9 महीने	OPV 2 MMR-1	**हेपेटाइटिस बी—** • खसरे के टीके 270 दिन या 9 महीने की उम्र पूरी हुए बगैर न दें। • टीके की दूसरी खुराक दूसरे वर्ष में जरूर दें। • अकेले खसरे का टीका देने की कोई आवश्यकता नहीं है।
9-12 महीने	Typhoid Conjugate Vaccine	• अभी भारतीय बाजार में टायफाइड कांजुगेटेड के दो संलग्न टीके हैं—Typbar-

		TCV and PedaTyph दोनों में से कोई भी लगवा सकते हैं। • ये टीके एम.एम.आर. टीकों से चार हफ्ते के अंतराल पर देने चाहिए।
12 महीने	Hep-A 1	**हेपेटाइटिस-ए—** • जीवित तनुकृत H2 प्रजाति Hep A टीके की एक खुराक है। • दो खुराक निष्कृत टीके की।
15 महीने	MMR 2 Varicella 1 PCV booster	**एम.एम.आर.—** • एम.एम.आर. की दूसरी खुराक दूसरे वर्ष में दी जानी चाहिए। • परंतु यह कभी भी पहली खुराक के 4 से 8 हफ्तों के बाद दी जा सकती है। • अगर वेरिसेला का टीका 15वें हफ्ते में दिया जाए तो वेरिसिला का खतरा कम रहता है।
16 से 18 महीने	DTwP B1/DTaP B1 IPV B1 Hib B1	पहला अतिरिक्त टीका (चौथी खुराक) 12 महीने की उम्र में दी जा सकती है, अगर तीसरी खुराक को दिए 6 महीने हो गए हों तो। **डी.टी.पी.—** पहली और दूसरी अतिरिक्त खुराक में कोशकीय टीका देना

		बेहतर होगा। • अगर कोशकीय टीका देने से प्रतिकूल प्रतिक्रिया हो तो अकोशकीय टीका देना बेहतर होगा।
18 महीने	Hep-A 2	**हेपेटाइटिस-ए—** निष्कृत टीके की दूसरी खुराक दें।
2 साल	Booster of Typhoid Conjugate Vaccine	• अगर पहला टीका 9 से 12 महीने पर दिया गया है तो टायफाइड कांजुगेटेड के संलग्न टीके (टी. सी.वी.) की अतिरिक्त खुराक दी जा सकती है। • अगर टायफाइड कांजुगेटेड का संलग्न टीका न हो या न दिया जा सके तो Typh Vi-(Vi-PS) टीका भी दिया जा सकता है। इससे हर तीन वर्ष में दोबारा टीकाकरण करवाना होगा। • टायफाइड कांजुगेटेड का संलग्न टीका (TCV), Vi-PS से बेहतर है।
4 से 6 वर्ष	DTwP B2/ DTaP B2, OPV 3 Varicella 2 MMR 3	• **वेरिसेला :** पहली खुराक, के 3 महीने बाद दूसरी खुराक दी जा सकती है। • **एम.एम.आर. :** 4 से 6 वर्ष की उम्र में तीसरी खुराक अनुशंसित है।

<table>
<tr><td>10 से 12 वर्ष</td><td>Tdap/Td
HPV</td><td>Tdap-Td से बेहतर है और उसके बाद हर 10 वर्ष में Td लगवाना चाहिए।</td></tr>
<tr><td colspan="3">एच.पी.वी.—
• किशोरावस्था में या उसके पहले की 9 से 14 साल की लड़कियों के लिए एच.पी.वी. के दो टीकों में से किसी की भी दो खुराक काफी है।
• 15 वर्ष से ऊपर की लड़कियों एवं प्रतिरक्षा में अक्षम लोगों को 3 टीकों की खुराक लेनी चाहिए।</td></tr>
<tr><td colspan="3">• 2 खुराक की अनुसूची में दोनों टीकों के बीच कम-से-कम 6 महीने का अंतराल होना चाहिए।
• 3 खुराक की अनुसूची में, खुराकें 0, 1-2 (टीके की किस्म पर निर्भर) तथा 6 महीने पर दी जानी चाहिए, भारी जोखिमवाले बच्चों के संस्तुति टीकाकरण।</td></tr>
<tr><td colspan="3">उच्च जोखिमवाले बच्चों के लिए जरूरी टीके (विशेष परिस्थितियों में) इन्फ्लुएंजा वैक्सीन, मेनिंगोकोकल वैक्सीन, जापानी इंसेफेलाइटिस वैक्सीन, कॉलरा वैक्सीन, रैबीज वैक्सीन, यलो फीवर वैक्सीन, न्यूमोकोकल पॉलीसैचुराइज्ड वैक्सीन (पी.पी.एस.वी. 23)</td></tr>
</table>

नोट : यह टीकाकरण अनुसूची IAP की वेबसाइट से IAP 2016 के अनुसार है।

□

सहयोगकर्ताओं का परिचय

डॉ. हिमांशु बावीशी

एम.डी. (प्रसूति एवं स्त्री रोग विशेषज्ञ)

डॉ. हिमांशु बावीशी वरिष्ठ प्रसूति एवं स्त्री रोग विशेषज्ञ हैं। वह पिछले 30 वर्षों से इस क्षेत्र में प्रैक्टिस कर रहे हैं। इनफर्टिलिटी और आई.वी.एफ. विशेषज्ञ के रूप में उनके पास गर्भ-धारण और बच्चे के जन्म के प्रबंधन को लेकर, विशेषकर असाध्य जोखिमवाले गर्भ-धारण कराने का गहरा अनुभव है। डॉ. हिमांशु बावीशी विश्व स्तर पर मान्यता प्राप्त और भारत के अग्रणी प्रजनन संस्थान—'बावीशी फर्टिलिटी इंस्टीट्यूट' के संस्थापक भी हैं।

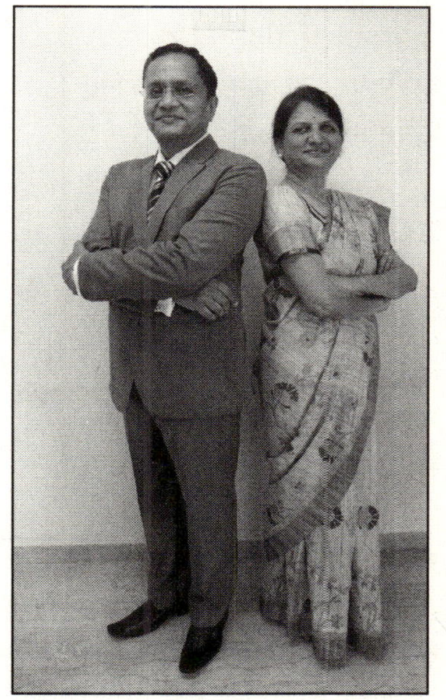

डॉ. फाल्गुनी बावीशी

एम.डी. (प्रसूति एवं स्त्री रोग विशेषज्ञ)

डॉ. फाल्गुनी बावीशी वरिष्ठ प्रसूति एवं स्त्री रोग विशेषज्ञ हैं। उनका 29 वर्षों से प्रैक्टिस करने का लंबा अनुभव रहा है। वे इनफर्टिलिटी और आई.वी.एफ. विशेषज्ञ हैं। जटिल और उच्च तकनीक आई.वी.एफ. लैब के ज्ञान में उन्हें महारत हासिल है। डॉ. फाल्गुनी 'बावीशी फर्टिलिटी इंस्टीट्यूट' की सह-संस्थापक हैं।

सहयोगकर्ताओं का परिचय

डॉ. पार्थ बावीशी

एम.डी. (प्रसूति एवं स्त्री रोग विशेषज्ञ)

डॉ. पार्थ बावीशी युवा और ऊर्जावान् विशेषज्ञ हैं। वे अपने पारिवारिक संस्थान 'बावीशी फर्टिलिटी इंस्टीट्यूट' से वर्ष 2012 से जुड़े हुए हैं। उन्होंने अपनी मास्टर डिग्री प्रतिष्ठित प्रमुख स्वामी मेडिकल कॉलेज से ली और फेलोशिप इन फीटल मेडिसिन एंड ऑब्सटेट्रिक अल्ट्रासाउंड में विशेष ट्रेनिंग एन.एच.एल. म्यूनिसिपल मेडिकल कॉलेज से की है।

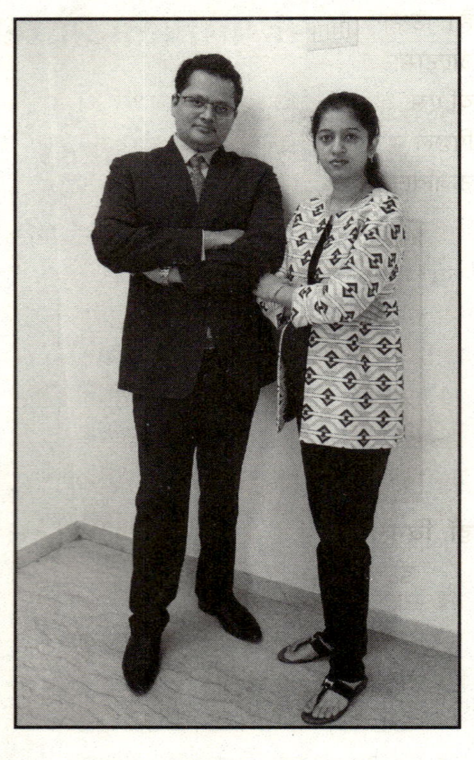

उन्होंने डायमंड इंस्टीट्यूट फॉर इनफर्टिलिटी एंड मेनोपॉज, अमेरिका और हिरोशिमा असिस्टेड रिप्रोडक्टिव टेकनिक इंस्टीट्यूट, जापान से विशेष ट्रेनिंग ली है।

डॉ. जानकी बावीशी

एम.एस. (प्रसूति एवं स्त्री रोग विशेषज्ञ)

डॉ. जानकी बावीशी उत्साही और निष्ठावान् विशेषज्ञ हैं। वे अपने पारिवारिक संस्थान 'बावीशी फर्टिलिटी इंस्टीट्यूट' से वर्ष 2013 से जुड़े हुए हैं।

उन्होंने अपनी मास्टर डिग्री सबसे पुराने तथा एशिया के सबसे बड़े मेडिकल कॉलेज बी.जे. मेडिकल कॉलेज से ली। उन्होंने इनफर्टिलिटी में विशेष ट्रेनिंग 'डायमंड इंस्टीट्यूट फॉर इनफर्टिलिटी एंड मेनोपॉज', अमेरिका और हिरोशिमा असिस्टेड रिप्रोडक्टिव टेकनिक इंस्टीट्यूट जापान में ली है।

सहयोगकर्ताओं का परिचय

डॉ. पूर्वी शाह

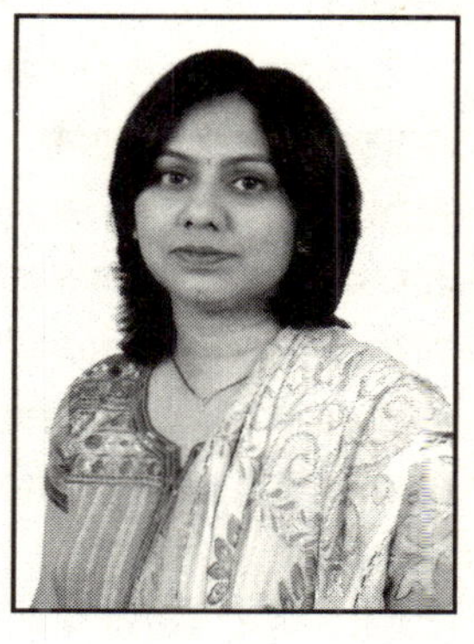

एम.बी.बी.एस., डी.जी.ओ.

(ऑब्सटेट्रिक अल्ट्रासाउंड में फेलोशिप)

डॉ. पूर्वी शाह एक तेजस्वी स्त्री रोग विशेषज्ञ हैं। उनके पास 14 वर्षों से अधिक का अनुभव है। उन्होंने 'फीटल मेडिसिन एंड ऑब्सटेट्रिक अल्ट्रासाउंड' का विशेष प्रशिक्षण एवं फेलोशिप वी.एस. हॉस्पिटल, अहमदाबाद से ली है। डॉ. शाह पिछले 9 वर्षों से 'बावीशी फर्टिलिटी इंस्टीट्यूट' की ऊर्जावान् टीम की सदस्य हैं।

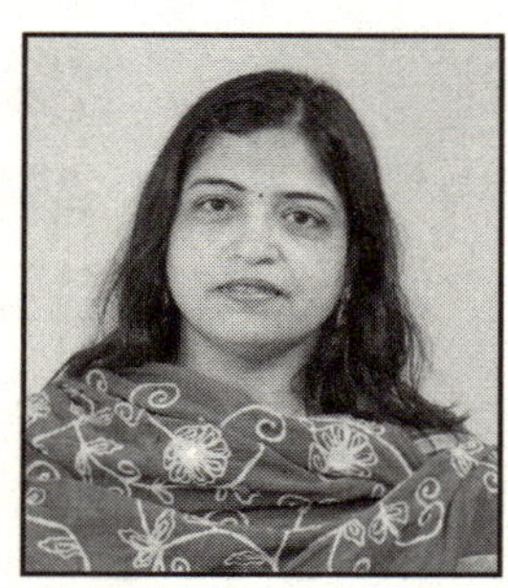

डॉ. बिनल शाह, एम.बी.बी.एस., डी.जी.ओ.

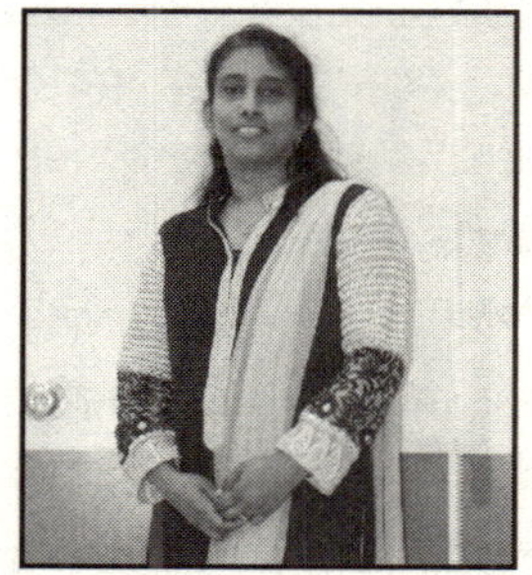

डॉ. लक्ष्मी राणा, एम.डी., डी.जी.ओ., एम.आर.सी.ओ.जी.

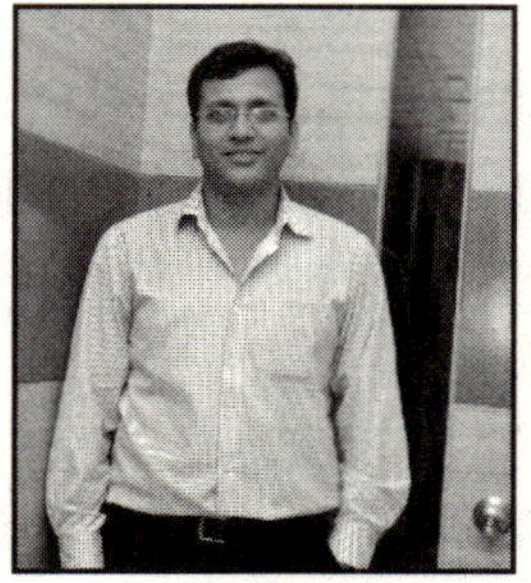

डॉ. सुशील शिंदे,
एम.बी.बी.एस., एम.एस.

बावीशी फर्टिलिटी इंस्टीट्यूट के बारे में

संस्थान—

बावीशी फर्टिलिटी इंस्टीट्यूट की स्थापना सन् 1986 में एक प्रसूति अस्पताल के रूप में हुई थी। लगातार प्रसार और आधुनिकीकरण ने इसे भारत ही नहीं, बल्कि दुनिया का सबसे प्रतिष्ठित प्रजनन संस्थान (फर्टिलिटी इंस्टीट्यूट) बना दिया है। आज बावीशी फर्टिलिटी इंस्टीट्यूट भारत का सबसे बड़ा प्रजनन संस्थान है, जिसमें सबसे अधिक संख्या में वंध्यत्व का इलाज होता है।

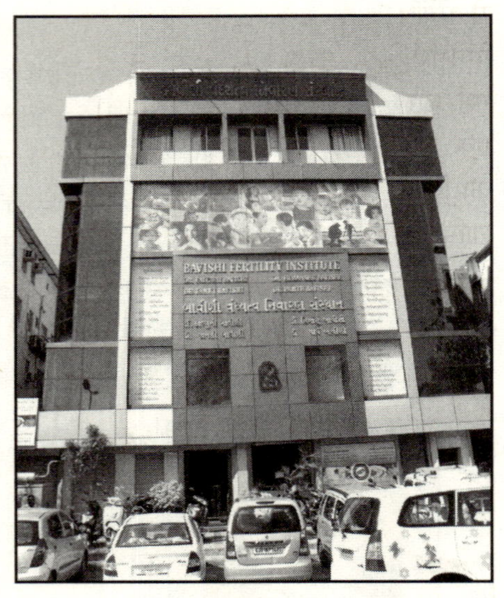

यहाँ 100 से अधिक अनुभवी, प्रशिक्षित और समर्पित लोगों की मजबूत टीम है, जिसमें 18 स्त्री रोग विशेषज्ञ, एंब्रियोलॉजिस्ट, आई.वी.एफ. प्रोग्राम कोऑर्डिनेटर, काउंसलर, नर्स और सहायक कर्मचारी हैं, जो मिलकर बावीशी फर्टिलिटी इंस्टीट्यूट को उच्च गुणवत्ता मानकों और देख-रेख बनाए रखने में मदद करते हैं। इनके साथ ही मिलकर हम उच्च सफलता दर और मरीजों की संतुष्टि प्राप्त करते हैं।

हमारी नैतिकता और पारदर्शिता हमारा मंत्र : तकनीक, विश्वास, हमारी प्रतिबद्धता और नवाचार को बताता है। बी.एफ.आई. टीम अनुभव और उत्साह का आदर्श संयोजन है, जिसके पास समझदारी और नजरिया है।

सुविधाएँ : सात मंजिल और 21,000 वर्ग फीट में बी.एफ.आई. फैला है। अलग-अलग विभागों के लिए अलग-अलग मंजिल है।

वंध्यत्व : बी.एफ.आई. सभी चिकित्सा विकल्प उपलब्ध करवाता है, जिसमें इंडोस्कोपी (लेप्रोस्कोपी-हिस्ट्रोस्कोपी), आई.यू.आई., आई.वी.एफ., ईकसी, असिस्टेड हैचिंग, ब्लास्टोसिस्ट कल्चर, पी.जी.एस., पी.जी.डी., स्त्री बीज/भ्रूण/

शुक्राणु दान, स्त्री बीज/भ्रूण/शुक्राणु फ्रीजिंग और सरोगेट माँ शामिल हैं। गर्भस्थ शिशु से संबंधित और उच्च जोखिमवाला गर्भ-धारण (फीटल मेडिसिन एंड हाई रिस्क प्रेग्नेंसी) समर्पित फीटल मेडिसिन यूनिट के पास उच्च जोखिम और जटिलतावाले गर्भ-धारण के प्रबंधन का वृहद् अनुभव है, जिसके तहत जुड़वाँ या तीन बच्चे अथवा एक साथ कई गर्भ-धारण, हाइपरटेंशन, गर्भावस्था में मधुमेह और जिसके भ्रूण का विकास बाधित हो तथा समय पूर्व प्रसव-पीड़ा आदि तरह की गंभीर बीमारियाँ शामिल हैं। ऐसे जोखिमवाले भ्रूण के लिए हम निम्न सेवाएँ उपलब्ध करवाते हैं—

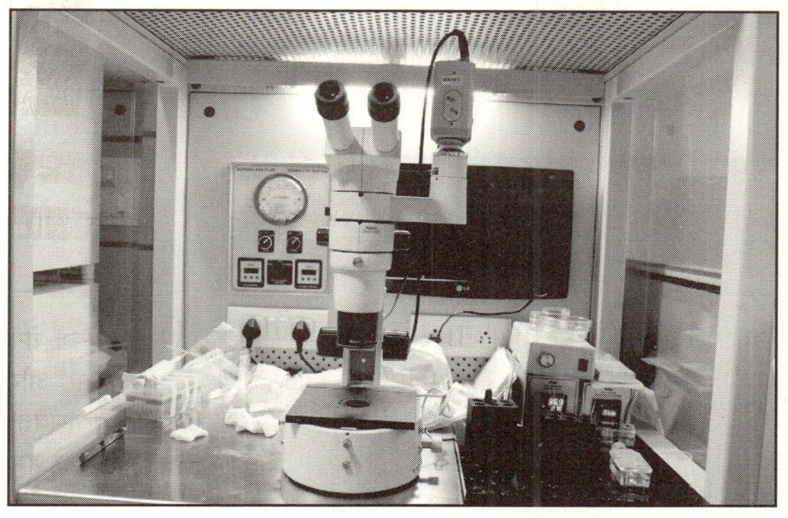

- आनुवंशिक विसंगतियों का जन्म से पूर्व निदान
- भ्रूण विसंगतियों का जन्म से पूर्व निदान
- भ्रूण चिकित्सा, जिसमें इंट्रायूटराइन फीटल थैरेपी शामिल है
- भ्रूण की निगरानी

बावीशी फर्टिलिटी इंस्टीट्यूट, मुंबई

बावीशी फर्टिलिटी इंस्टीट्यूट, मुंबई की स्थापना अक्तूबर 2010 में हुई थी। यह सेंटर मुंबई-घाटकोपर ईस्ट में है, जहाँ तक पहुँचने के लिए सभी साधन उपलब्ध हैं। बावीशी फर्टिलिटी इंस्टीट्यूट, मुंबई वंध्यत्व दूर करने के सभी इलाज

सीधे बावीशी फर्टिलिटी इंस्टीट्यूट, अहमदाबाद की निगरानी में उन्हीं मानकों के अनुरूप उपलब्ध करवाता है। बावीशी फर्टिलिटी इंस्टीट्यूट, मुंबई के पाँच उपकेंद्र हैं—बोरिवली, अंधेरी, दादर, वाशी और थाणे। दंपती इन केंद्रों में सभी सेवाएँ ले सकते हैं। अकेली महिला भी आसानी से यहाँ अपना इलाज जारी रख सकती है। यहाँ चार फर्टिलिटी विशेषज्ञ उपलब्ध हैं—डॉ. लक्ष्मी राणा, डॉ. सुशील शिंदे, डॉ. सुमन, डॉ. रिद्धि दोषी की टीम इस सेंटर का संचालन एंब्रियोलॉजिस्ट काउंसलर, नर्स और सहयोगी स्टाफ की मदद से करती है। डॉ. फाल्गुनी बावीशी और डॉ. हिमांशु बावीशी नियमित बावीशी फर्टिलिटी इंस्टीट्यूट, मुंबई का दौरा करते रहते हैं। बावीशी फर्टिलिटी इंस्टीट्यूट में बेहतर और बड़ी सुविधाओं के लिए वर्ष 2017 में नए परिसर में शिफ्ट किया गया।

बावीशी-भगत फर्टिलिटी इंस्टीट्यूट, दिल्ली

बावीशी भगत फर्टिलिटी इंस्टीट्यूट, दिल्ली सर्वसुविधा-युक्त ए.आर.टी.-आई.वी.एफ. सेंटर है, जिसे बावीशी फर्टिलिटी इंस्टीट्यूट, अहमदाबाद और दिल्ली की अनुभवी व विशेषज्ञ गायनोकॉलजिस्ट डॉ. उपासना भगत प्रोत्साहित करती हैं। यह सेंटर अस्ट्रामॉडर्न स्पेशियलिटी 100 बेड के भगत चंद्रा हॉस्पिटल में स्थित है। सितंबर 2009 में दिल्ली के प्राइम एरिया द्वारका में बावीशी-भगत फर्टिलिटी इंस्टीट्यूट की शुरुआत हुई थी। यह घरेलू व अंतरराष्ट्रीय हवाई अड्डे के पास है। बावीशी भगत फर्टिलिटी इंस्टीट्यूट, दिल्ली वंध्यत्व से संबंधित सभी इलाज बावीशी फर्टिलिटी इंस्टीट्यूट, अहमदाबाद के मानकों के बराबर उपलब्ध करवाता है। सीनियर कंसल्टेंट डॉ. उपासना भगत समर्पित स्टाफ के साथ इस सेंटर का ध्यान रखती हैं। डॉ. हिमांशु बावीशी नियमित बावीशी-भगत फर्टिलिटी इंस्टीट्यूट, दिल्ली का दौरा करते हैं। बावीशी-भगत फर्टिलिटी इंस्टीट्यूट, दिल्ली आई.वी.एफ. चिकित्सा के लिए पूरी दुनिया के लोगों के लिए पसंदीदा सेंटर है।

बावीशी-प्रतीक्षा फर्टिलिटी इंस्टीट्यूट, कोलकाता

बावीशी-प्रतीक्षा फर्टिलिटी इंस्टीट्यूट अपनी तरह का अत्याधुनिक आई.वी. एफ. सेंटर है, जिसे बावीशी फर्टिलिटी इंस्टीट्यूट, प्रतीक्षा ग्रुप ऑफ हॉस्पिटल और सृष्टि हॉस्पिटल प्रोत्साहित करते हैं। इसकी स्थापना वर्ष 2017 में हुई है। यह अस्ट्रामॉडर्न इंस्टीट्यूट कोलकाता के प्रमुख विस्तार में 8,000 वर्ग फीट और दो

मंजिलों में फैला हुआ है। बावीशी-प्रतीक्षा फर्टिलिटी इंस्टीट्यूट, कोलकाता वंध्यत्व से संबंधित सभी बीमारियों का विश्व स्तरीय इलाज और देखभाल उपलब्ध करवाता है। प्रशिक्षित कंसल्टेंट, एंब्रियोलॉजिस्ट और अन्य स्टाफ मरीजों की जरूरी देखभाल करते हैं। सेंटर को मेडिकल देखभाल और वंध्यत्व प्रबंधन सेवा की विशिष्ट जरूरतों को ध्यान में रखकर तैयार किया गया है।

बावीशी प्रतीक्षा फर्टिलिटी इंस्टीट्यूट हर दंपती के बजट के अनुकूल 'वैल्यू फॉर मनी' पैकेज बहुत ही कम लागत में इलाज उपलब्ध करवाता रहा है। बावीशी-प्रतीक्षा फर्टिलिटी इंस्टीट्यूट वंध्यत्व के इलाज करवाने के लिए पश्चिम बंगाल एवं अन्य पड़ोसी राज्यों तथा देशों के मरीजों का पसंदीदा सेंटर है।

बावीशी फर्टिलिटी इंस्टीट्यूट, सूरत

सूरत गुजरात का दूसरे क्रमांक का और भारत के सबसे तेज विकसित हो रहे शहरों में से एक है। कई सालों से सूरत शहर में बावीशी फर्टिलिटी इंस्टीट्यूट का ऑफिस कार्यरत है। वर्ष 2017 में सूरत और दक्षिण गुजरात के युगलों को अपने घर-आँगन में विश्व स्तरीय संतान-प्राप्ति की सारवार उपलब्ध कराने के हेतु से सूरत शहर के मध्य में अति आधुनिक विशाल एवं सुविधापूर्ण, संपूर्ण वंध्यत्व निवारण संस्थान बावीशी फर्टिलिटी इंस्टीट्यूट की स्थापना की है।

बावीशी फर्टिलिटी इंस्टीट्यूट, सूरत में एक ही छत के नीचे वंध्यत्व की प्राथमिक जाँच, एंडोस्कोपी (लेप्रोस्कोपी/हिस्ट्रोस्कोपी) ऑपरेशन, आई.वी.एफ. से लेकर अति आधुनिक सारवार उपलब्ध है।

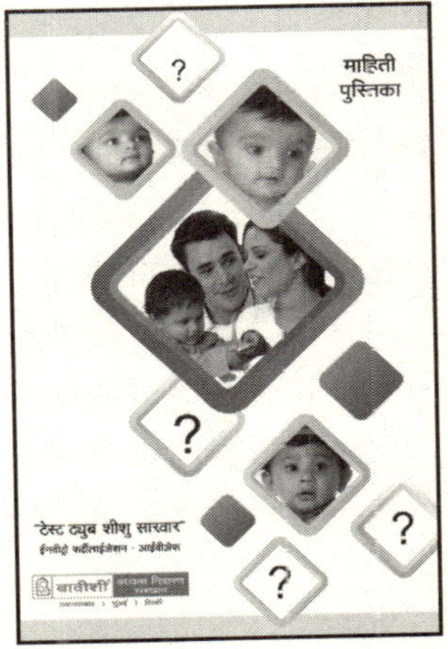

बावीशी फर्टिलिटी इंस्टीट्यूट, अहमदाबाद से सीधा और निरंतर सहयोग एवं मार्गदर्शन प्राप्त होने से बावीशी फर्टिलिटी इंस्टीट्यूट, सूरत एक आत्मनिर्भर, संपूर्ण और सर्वश्रेष्ठ परिणाम देनेवाले संस्थान के रूप में उभर रहा है।

प्रकाशन—

चिकित्सकीय समूह के लिए

डॉ. फाल्गुनी और डॉ. हिमांशु बावीशी ने कंसल्टेंट गायनोकॉलजिस्ट और पैथोलॉजिस्ट के

लिए सहायक प्रजनन तकनीक आई.यू.आई. के लिए आई.यू.आई. पुस्तक का लेखन किया है। इसके तीसरे संस्करण का प्रकाशन वर्ष 2007 में हुआ था।

लोगों के लिए—

देव न दिधेला माँगी ने लिधेला : अपनी तरह की एक अनोखी और पहली पुस्तक, जिसमें 222 आई.वी.एफ. बच्चों के माता-पिता के अनुभव हैं और इसे इन्होंने ही लिखा है।

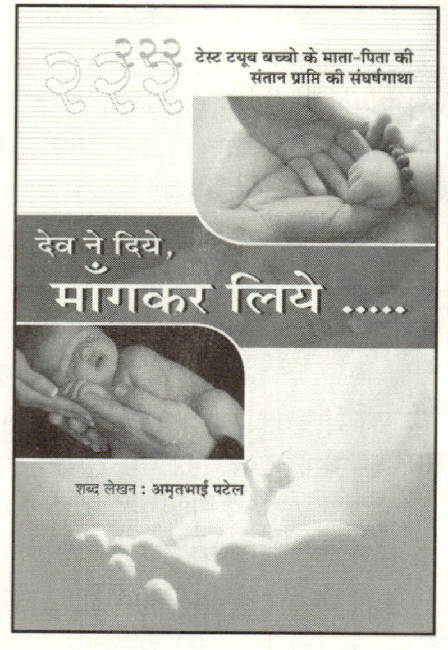

विघ्न दौड़ : पुस्तक में वंध्यत्व चिकित्सा से संबंधित विभिन्न दुविधा, तनाव, मनोवैज्ञानिक पहलू और अन्य पहलुओं का वर्णन है। इस पुस्तक को श्री अमृतभाई पटेल ने लिखा है, जो कि वंध्यत्व के इलाज की दर्द भरी यात्रा से गुजर चुके हैं।

दर्दी के लिए माहीति पुस्तीकाओ : अलग-अलग वंध्यत्व की तकलीफों के बारे में सादी और सरल भाषा में छोटी-छोटी पुस्तिकाएँ लिखी हैं, जो गुजराती, हिंदी, अंग्रेजी, मराठी और बंगाली भाषा में उपलब्ध हैं।

शैक्षणिक गतिविधियाँ—

चिकित्सकीय समूह के लिए

- बावीशी फर्टिलिटी इंस्टीट्यूट गायनोकॉलजिस्ट और अन्य डॉक्टरों के लिए विभिन्न विषयों पर कई प्रशिक्षण सेमिनार आयोजित करता है।
- बावीशी फर्टिलिटी इंस्टीट्यूट कई राष्ट्रीय व अंतरराष्ट्रीय स्तर के सेमिनार, सी.एम.ई., कार्यशाला और राउंड टेबल बैठक आयोजित करता है।
- मरीजों के लिए प्रभावी परामर्शक सेमिनार।
- जन-जागृति अभियान।

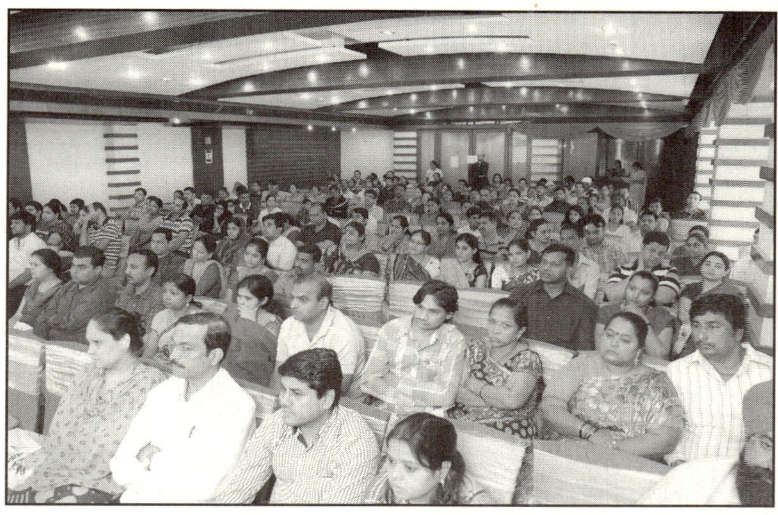

सामाजिक सेवा

दिव्य संतान संस्थान और मरीजों के सहयोग के लिए दिव्य संतान परिवार—'परिवार मिलन' का आयोजन।

शिक्षा और शोध

- जन-जागृति अभियान 'सार्वजनिक जागरूकता कार्यक्रम'।
- बावीशी फर्टिलिटी इंस्टीट्यूट दिव्य संतान संस्थान को सभी गतिविधियों में सहयोग करता है, जिसके तहत परिवार-मिलन और अन्य गतिविधियों के माध्यम से जानकारी, मार्गदर्शन, प्रेरणा एवं जिज्ञासा शांत की जाती है।

दिव्य संतान परिवार—

- सफल दंपतियों द्वारा गर्भ-धारण के लिए प्रयास करनेवाले दंपतियों के सहयोग के लिए भारत में पहली बार एक अनोखी पहल।
- हजारों लोगों को इस मिशन से लाभ हुआ। नवंबर 2017 तक देश में 934 सफल आयोजन हुए।

अवॉर्ड और उपलब्धियाँ

डॉ. हिमांशु बावीशी भारत के पहले आई.वी.एफ. विशेषज्ञ हैं, जिन्हें इंडियन

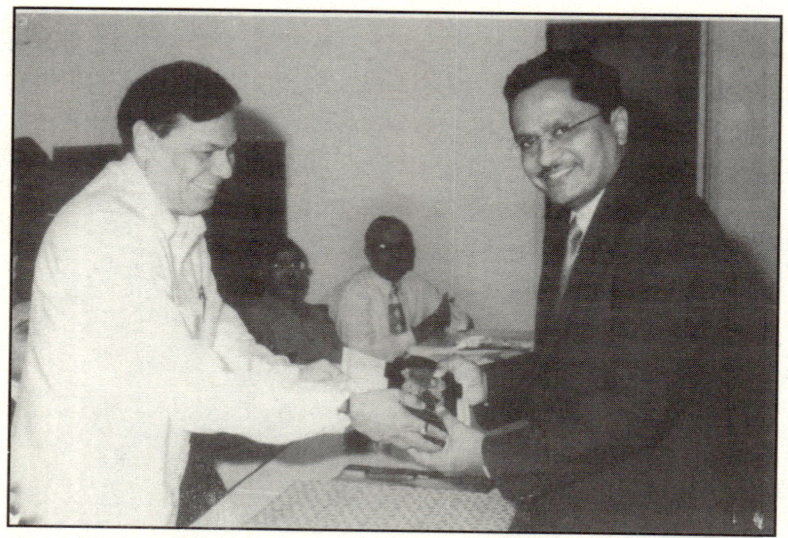

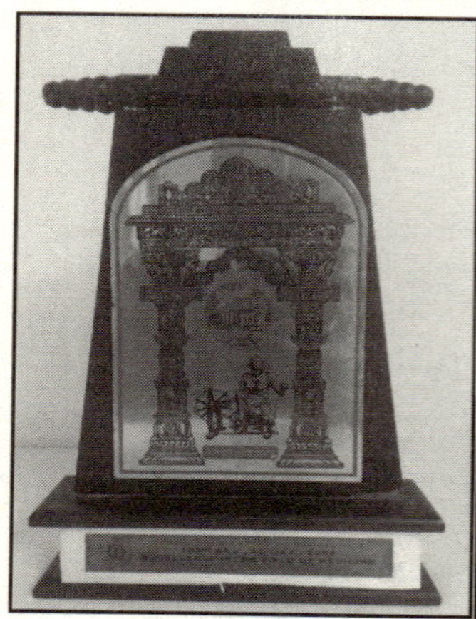

मेडिकल एसोसिएशन, गुजरात राज्य ने अपने प्रतिष्ठित अवॉर्ड 'एक्सीलेंस इन द फील्ड ऑफ मेडिसिन' से सम्मानित किया।

दिव्य भास्कर समूह के 'माय एफ.एम.' की ओर से वर्ष 2017 का 'एक्सीलेंस इन आई.वी.एफ.' अवॉर्ड मिला। फिर से बावीशी फर्टिलिटी इंस्टीट्यूट इस प्रतिष्ठित अवॉर्ड को पानेवाला अहमदाबाद का पहला फर्टिलिटी इंस्टीट्यूट है।

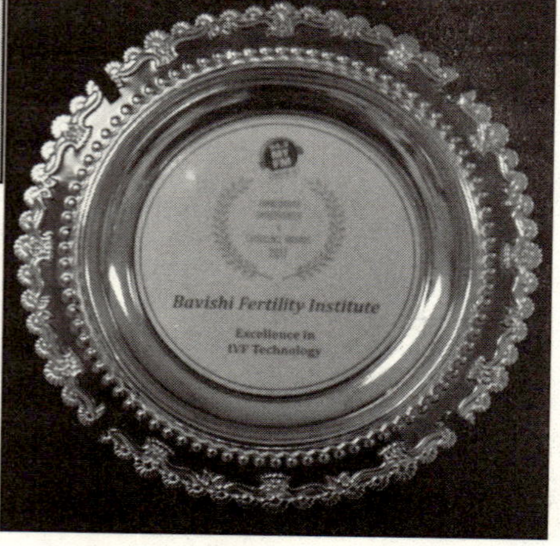

तकनीकी सहयोग : अहमदाबाद में विश्व स्तरीय आई.वी.एफ. सेंटर बनाने के लिए बावीशी फर्टिलिटो इंस्टीट्यूट ने न्यू जर्सी, अमेरिका के डायमंड इंस्टीट्यूट फॉर इन्फर्टिलिटी एंड मेनोपॉज से हाथ मिलाया। डायमंड इंस्टीट्यूट नियमित रूप से बावीशी फर्टिलिटी इंस्टीट्यूट को तकनीकी सहयोग एवं प्रशिक्षण उपलब्ध करवाता है, साथ ही विशेषज्ञ व लोगों की जागरूकता के लिए चलाए जानेवाले कार्यक्रमों में भी मदद करता है।

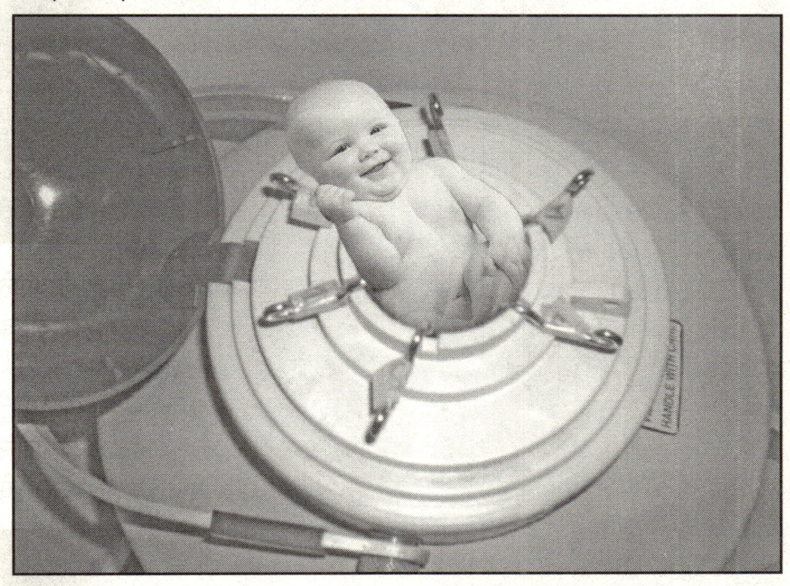

भारत में पहली बार वर्ष 2009 में बावीशी फर्टिलिटी इंस्टीट्यूट में फ्रीज कर रखे हुए स्त्री बीज से जन्म करवाया गया था। बावीशी फर्टिलिटी इंस्टीट्यूट गर्व से कह सकता है कि भारत में फ्रीज कर रखे स्त्री बीज (विट्रिफाइड उसाइट) से जीवित जन्म करवाने का श्रेय उसे प्राप्त है। दुनिया में आज तक बहुत ही कम जीवित जन्म दर्ज किए गए हैं। अब बावीशी फर्टिलिटी इंस्टीट्यूट फ्रीज कर रखे हुए मरीज या दाता के स्त्री बीज को लेकर वीर्यकोष के शुक्राणु तक से सफल डिलेवरी करता रहा है। बावीशी फर्टिलिटी इंस्टीट्यूट की अग्रणी अवधारणा 'एग बैंक' अब अच्छे तरीके से स्थापित हो गई है।

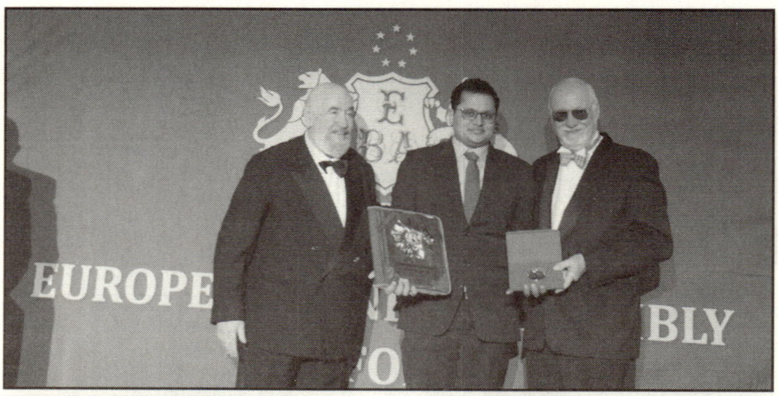

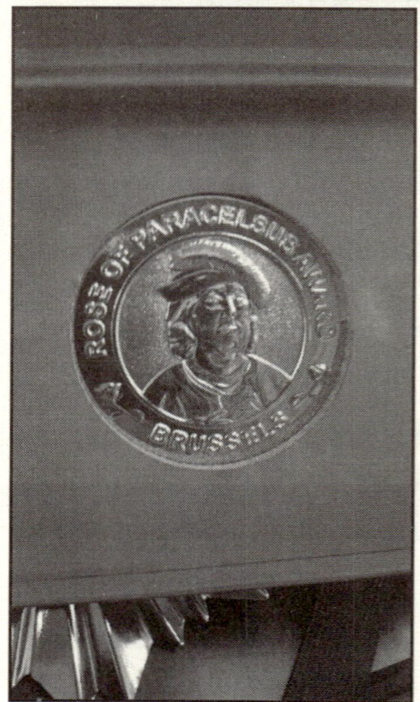

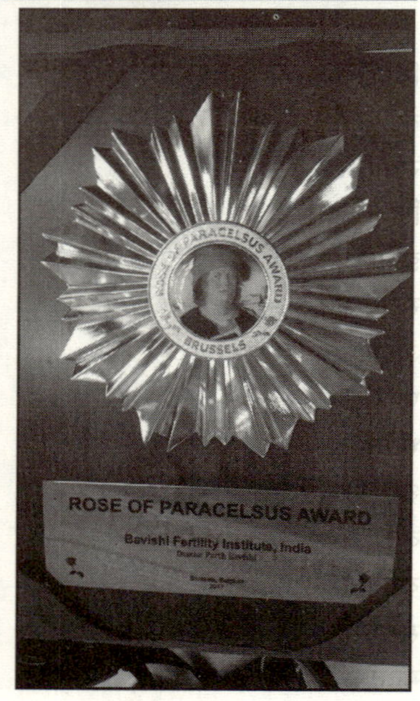

बावीशी फर्टिलिटी इंस्टीट्यूट को 3 जुलाई, 2017 को यूरोप मेडिकल एसोसिएशन और यूरोप बिजनेस असेंबली की ओर से 'सोकरेट्स अवॉर्ड—रोज ऑफ पैरासेल्सस', ल्यूसर्न, स्विट्जरलैंड में आयोजित कार्यक्रम में दिया गया।

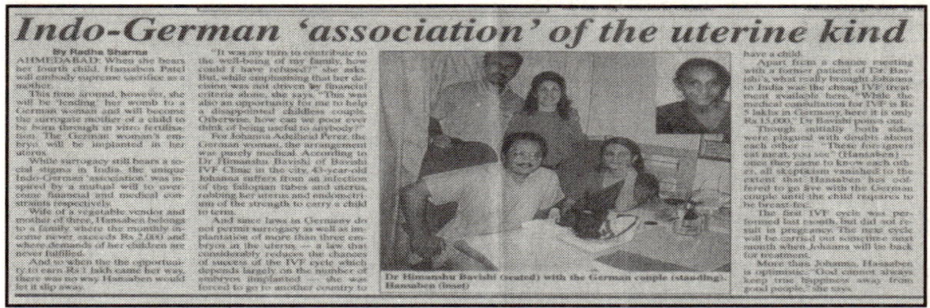

Indo-German 'association' of the uterine kind

By Radha Sharma

AHMEDABAD: When she bears her fourth child, Hansaben Patel will embody supreme sacrifice as a mother.

This time around, however, she will be 'lending' her womb to a German woman and will become the surrogate mother of a child to be born through in vitro fertilisation. The German woman's embryo will be implanted in her uterus.

While surrogacy still bears a social stigma in India, the unique Indo-German 'association' was inspired by a mutual will to overcome financial and medical constraints respectively.

Wife of a vegetable vendor and mother of three, Hansaben belongs to a family where the monthly income never exceeds Rs 2,000 and where demands of her children are never fulfilled.

And so when the the opportunity to earn Rs 1 lakh came her way, there was no way Hansaben would let it slip away.

"It was my turn to contribute to the well-being of my family, how could I have refused?" she asks. But, while emphasising that her decision was not driven by financial criteria alone, she says, "This was also an opportunity for me to help a disappointed childless couple. Otherwise, how can we poor ever think of being useful to anybody?"

For Johanna Adelheid Perez, the German woman, the arrangement was purely medical. According to Dr Himanshu Bavishi of Bavishi IVF Clinic in the city, 43-year-old Johanna suffers from an infection of the fallopian tubes and uterus, robbing her uterus and endometrium of the strength to carry a child to term.

And since laws in Germany do not permit surrogacy as well as implantation of more than three embryos in the uterus — a law that considerably reduces the chances of success of the IVF cycle which depends largely on the number of embryos implanted — she was forced to go to another country to have a child.

Apart from a chance meeting with a former patient of Dr Bavishi's, what really brought Johanna to India was the cheap IVF treatment available here. "While the medical consultation for IVF is Rs 5 lakhs in Germany, here it is only Rs 15,000," Dr Bavishi points out.

Though initially both sides were plagued with doubts about each other — "These foreigners eat meat, you see" (Hansaben) — once they came to know each other, all skepticism vanished to the extent that Hansaben has offered to go live with the German couple until the child requires to be breast-fed.

The first IVF cycle was performed last month, but did not result in pregnancy. The next cycle will be carried out sometime next month when Johanna will be back for treatment.

More than Johanna, Hansaben is optimistic. "God cannot always keep true happiness away from good people," she says.

Dr Himanshu Bavishi (seated) with the German couple (standing). Hansaben (inset)

भारत में सरोगेसी में अग्रणी

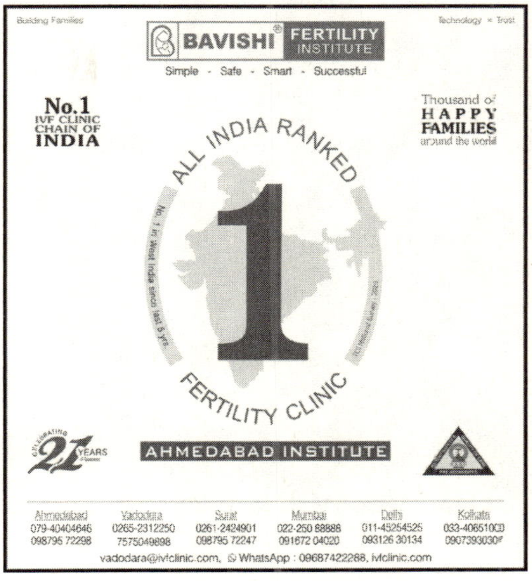

वैसे दंपती, जो बिना सरोगेसी की मदद के माता-पिता नहीं बन सकते, उनकी मदद के लिए बावीशी फर्टिलिटी इंस्टीट्यूट भारत में सरोगेसी चिकित्सा में अग्रणी रहा है। बावीशी फर्टिलिटी इंस्टीट्यूट भारत का पहला संस्थान था, जिसने सबसे पहले वर्ष 1999 में किसी यूरोपीय दंपती की सरोगेसी के माध्यम से मदद की थी। डॉ. हिमांशु बावीशी 'इंडियन सोसाइटी फॉर थर्ड पार्टी असिस्टेड रिप्रोडक्शन'—इंस्टार के संस्थापक अध्यक्ष हैं।

आई.वी.एफ. बच्चों का पहला सम्मेलन-2004

अपनी तरह का पहला जागरूकता कार्यक्रम 'आई.वी.एफ. बेबीज मीज' का आयोजन बावीशी फर्टिलिटी इंस्टीट्यूट ने वर्ष 2004 में किया। इसके माध्यम से मिथकों को तोड़ने और आधुनिक तकनीक के माध्यम से जागरूकता फैलाने की कोशिश की गई थी। बावीशी फर्टिलिटी इंस्टीट्यूट के माध्यम से जन्म लेनेवाले 100 से अधिक आई.वी.एफ. बच्चे इसमें शामिल हुए थे।

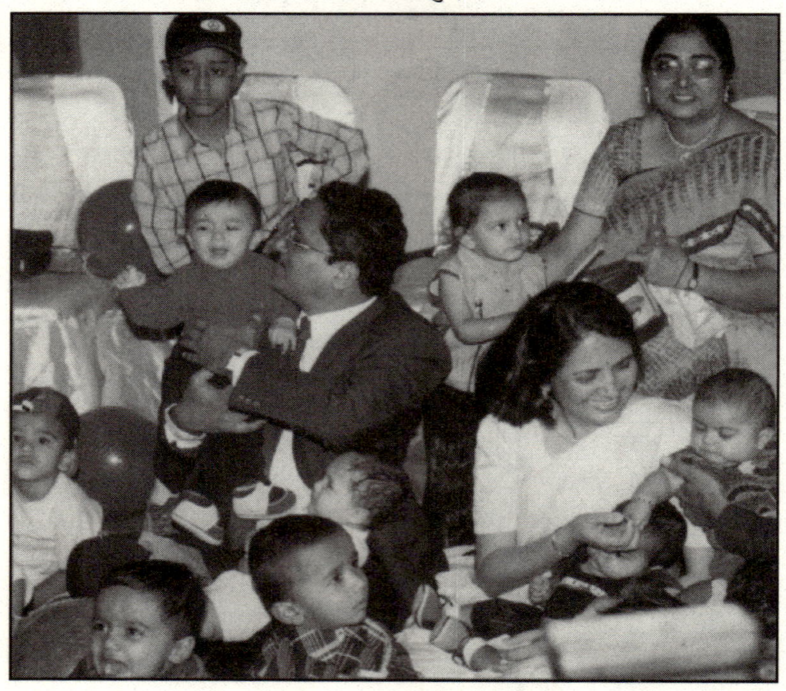

□□□

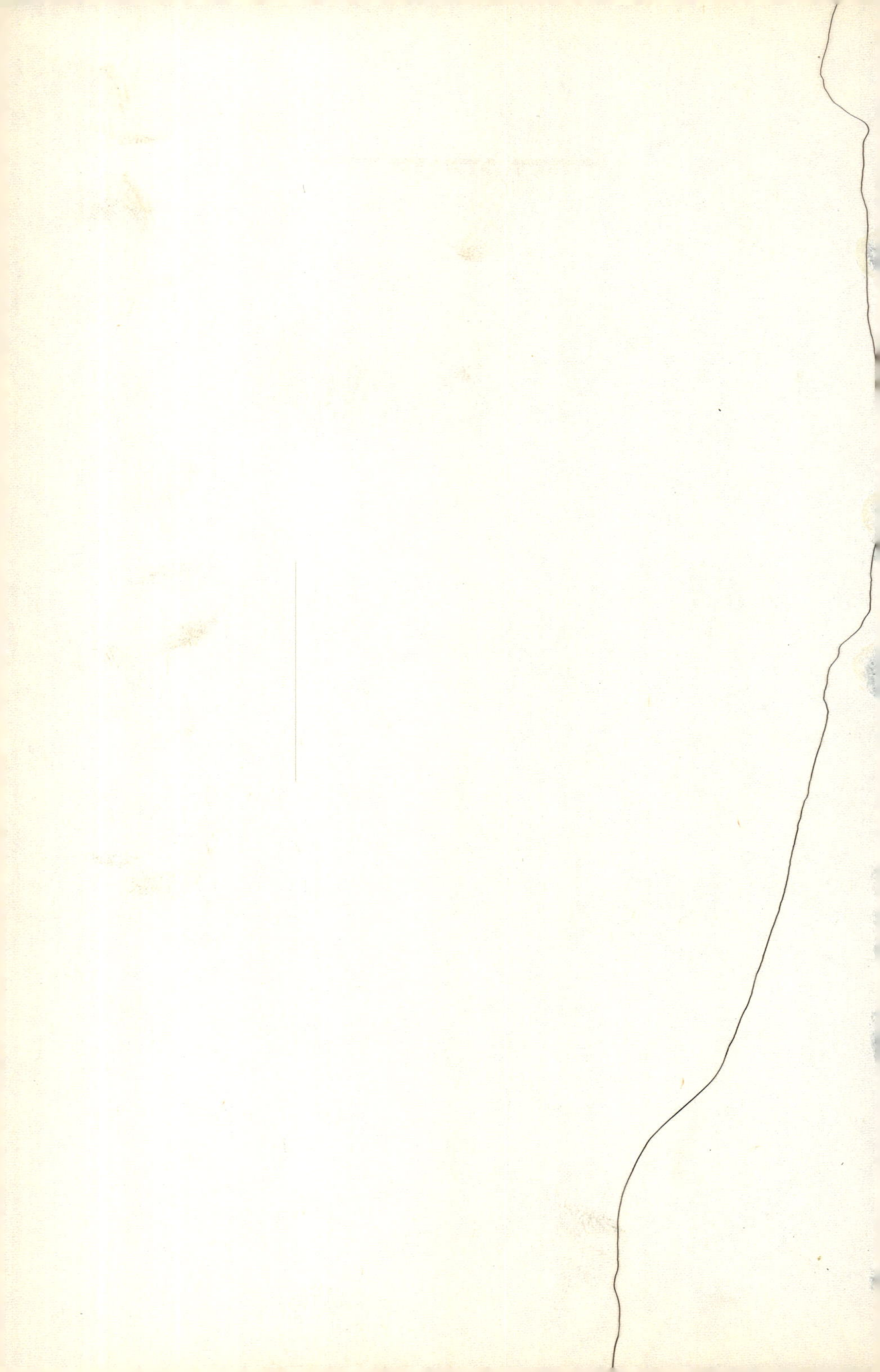